Willy Richert

Dis Pourquoi ?

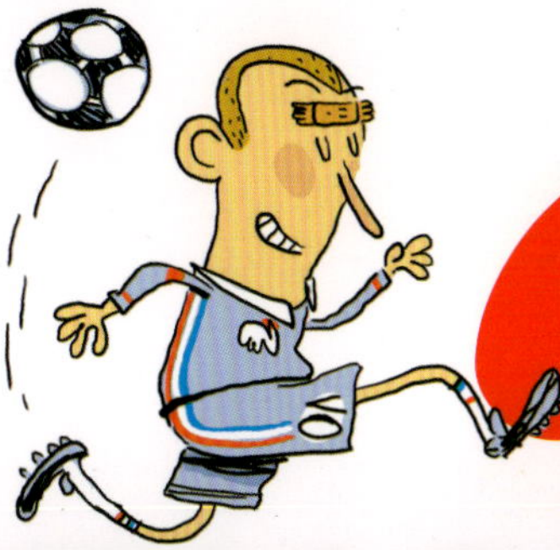

DEUX COQS D'OR

SOMMAIRE

Histoire

Règles du jeu

Joueurs de légende

Équipes mythiques

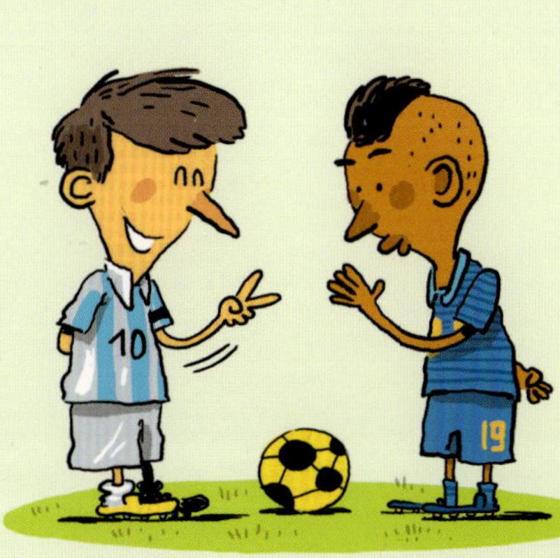

Compétitions

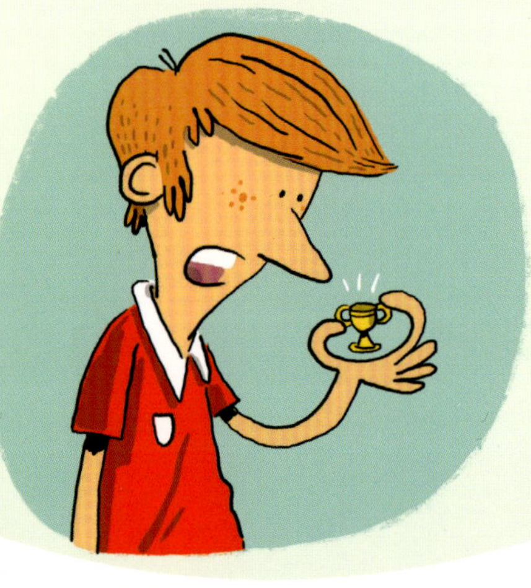

Records et insolites

Les meilleures équipes du monde

Jeux
Stylo en main !

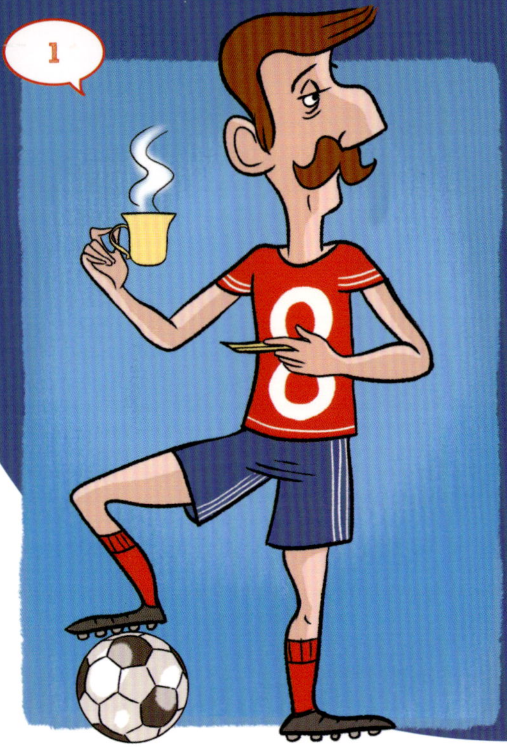

Où le football est-il né ?

Comme son nom l'indique, le football est né en Angleterre. En effet, les joueurs se servent de leur « foot » (« pied » en français) pour pousser la « ball » (« ballon » en français). Le jeu a vu le jour vers 1850 à l'université de Cambridge. On décide alors de créer les touches, les coups francs et surtout d'interdire de courir avec le ballon dans les bras !

Quel joueur anglais est aussi connu que sa femme ?

2

David Beckham est un joueur au touché de balle exceptionnel, mais son physique d'Apollon a beaucoup joué dans sa notoriété internationale. Pourtant, sa femme, Victoria, chanteuse des Spice Girls, était plus célèbre que lui lors de leur rencontre. Depuis, ils sont devenus le couple le plus glamour du monde.

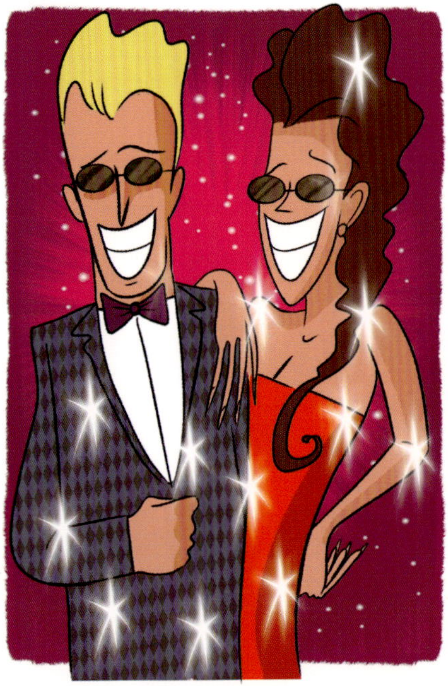

3

Pourquoi le football féminin connaît-il un essor ces dernières années ?

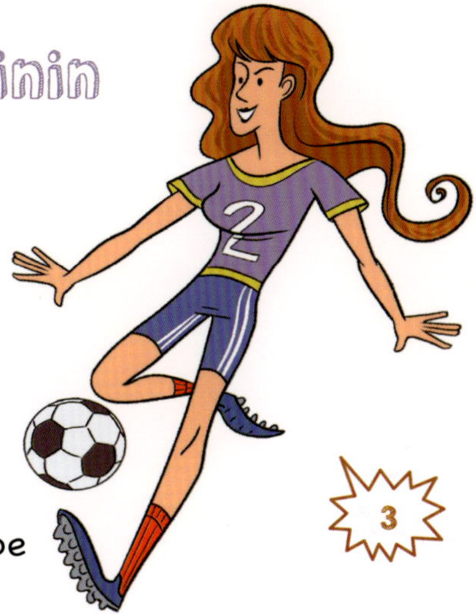

Des matchs spectaculaires avec beaucoup de buts, un état d'esprit positif et de très bons résultats obtenus par l'équipe de France et les clubs français (Lyon et PSG) au niveau européen: voilà la recette gagnante du foot féminin. Plus de 5 millions de Français ont suivi France-Allemagne en quart de finale de la Coupe du monde 2015. Un record à battre lors de la prochaine Coupe du monde en France en 2019.

5

Pourquoi la France préfère-t-elle jouer à domicile ?

La France gagne les compétitions qu'elle organise. En effet, elle est devenue championne d'Europe en 1984 au Parc des Princes et championne du monde en 1998 au Stade de France.

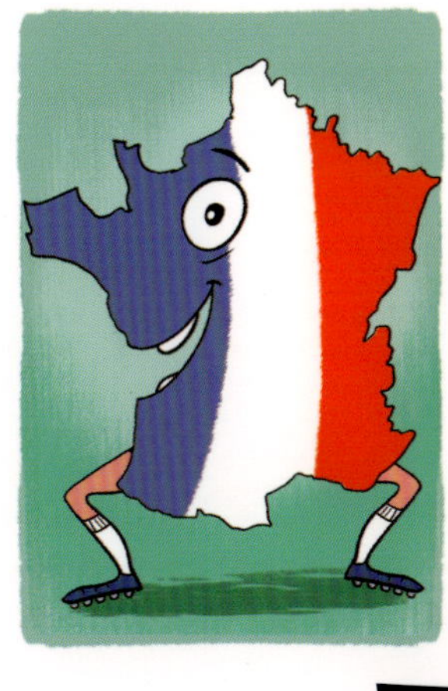

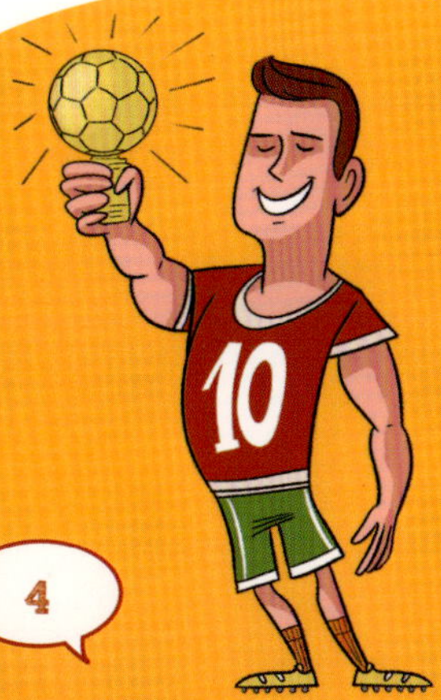

4

Qui détient le record de Ballons d'or ?

Leo Messi et Cristiano Ronaldo sont les recordmen, avec chacun 5 Ballons d'or. Le croate Luka Modrić, lauréat 2018, a interrompu une décennie complète de domination des deux surdoués, qui se partageaient ce trophée depuis 2008.

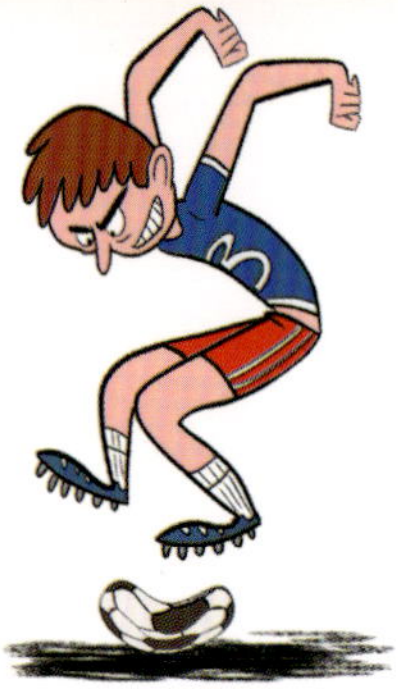

6

Pourquoi l'Italie déteste-t-elle les penalties ?

L'Italie a perdu de nombreux matchs cruciaux en Coupe du monde lors des séances de tirs au but : en 1990 face à l'Argentine, en 1994 en finale contre le Brésil et en 1998 contre la France. Elle se rattrape contre les Bleus en finale du Mondial, en 2006, en remportant l'épreuve des penalties.

Qui est le meilleur tireur de coups francs de l'histoire ?

Michel Platini, le n° 10 français, meneur de jeu de l'équipe de France et de la Juventus de Turin, était le cauchemar des gardiens à cause de ses coups francs aux trajectoires imprévisibles. Le triple Ballon d'or s'est entraîné durant toute son enfance en visant le haut de la porte du garage de la maison familiale.

7

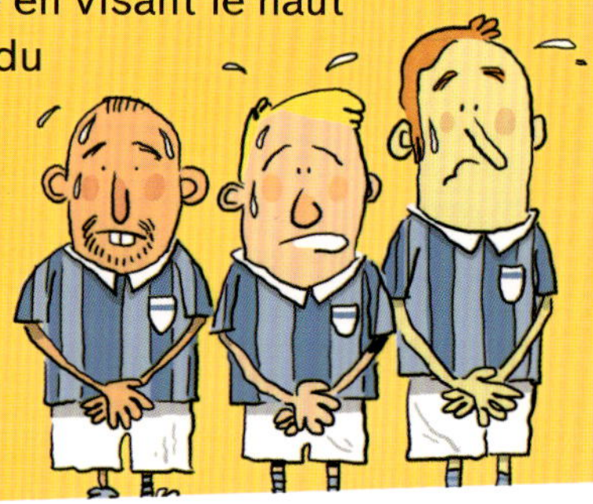

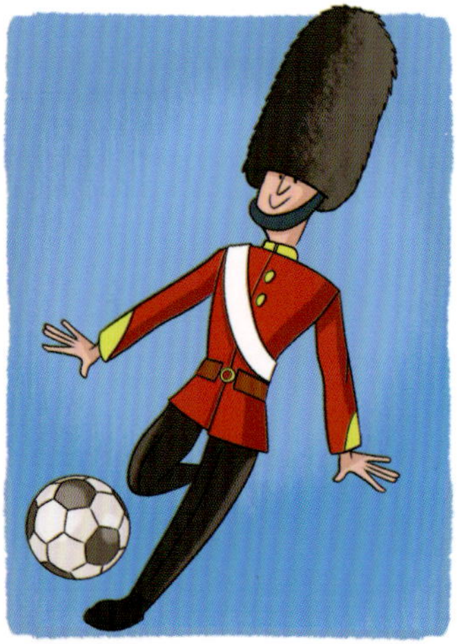

À quelle occasion le 1er match officiel a-t-il eu lieu ?

8

C'est dans le nord de l'Angleterre, en 1855, que des passionnés de football créent le Sheffield Football Club, le premier club non scolaire de l'histoire. Quelques années plus tard, le 28 décembre 1860, Sheffield affronte le Hallam FC, lors du premier match interclub de l'histoire. À cette époque, chaque équipe était constituée de... 16 joueurs !

9

Qu'est-ce qu'un « but en or » ?

La règle du « but en or », ou « mort subite », mise en place entre 1993 et 2004, était d'une redoutable cruauté. En cas de prolongations, la 1re équipe qui marquait éliminait l'autre, le match s'arrêtant immédiatement. Suspense garanti certes, mais injuste sportivement. La France est la championne dans cette catégorie : elle a gagné 3 matchs en compétition officielle grâce à cette règle !

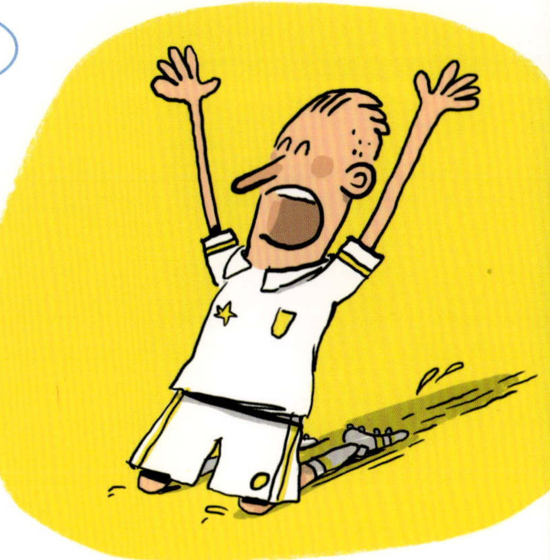

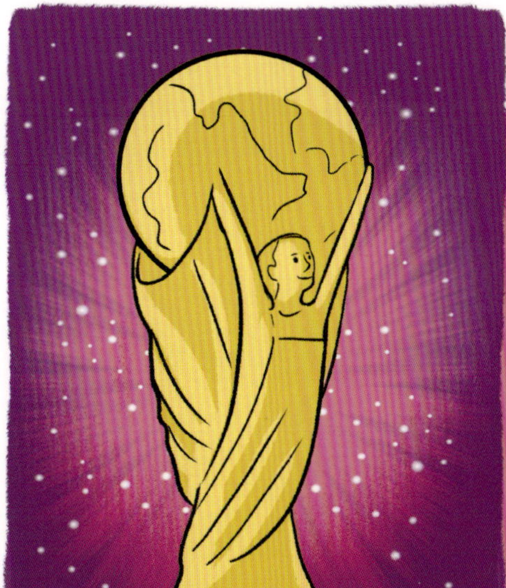

10

Qui a créé la Coupe du monde ?

Passionné de football, le Français Jules Rimet a l'idée de voir s'affronter les meilleures équipes nationales lors d'une Coupe du monde. La première édition est annulée en 1905 à cause du manque de candidats. Il faudra attendre 1930 pour que la compétition internationale voie le jour en Uruguay. Un vrai succès : 500 000 spectateurs assistent aux 18 matchs.

Le football est-il une tradition familiale ?

11

La famille Maldini en Italie, les frères Charlton en Angleterre ou les Laudrup au Danemark sont quelques-unes des dynasties du foot européen. Jordan et André Ayew évoluent aujourd'hui en Premier League anglaise ; leur papa n'est autre qu'Abedi Pelé, ancienne star de Marseille.

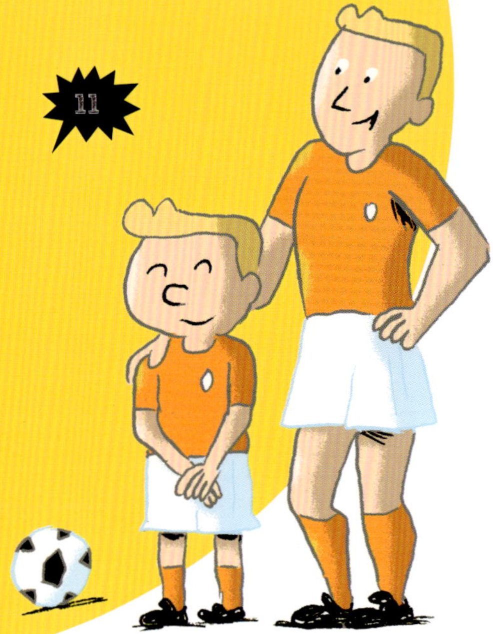

La séance de tirs au but a-t-elle toujours existé ?

12

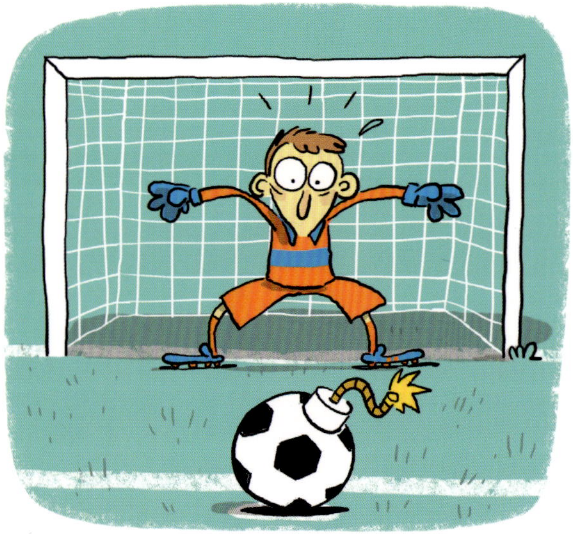

La terrible épreuve des tirs au but à la fin des prolongations reste un moment dramatique pour les 2 équipes ! Pourtant, il existait une épreuve encore plus stressante que cette séance de penalties : la pièce. Avant 1967, en cas d'égalité entre 2 équipes, le gagnant était tiré au sort. Alors bien sûr, l'épreuve de tirs au but est discutable mais tellement moins injuste qu'un « pile ou face » !

Pourquoi le trophée de la Coupe du monde n'est-il presque jamais exposé ?

13

Dérobé en 1966 en Angleterre puis retrouvé dans un jardin par un chien, volé au Brésil en 1983 et certainement fondu, le trophée original du Mondial est aujourd'hui précieusement gardé dans un endroit secret. Les vainqueurs recevraient une réplique de cette statue inestimable.

14

Pourquoi Lyon est-il le meilleur centre de formation français ?

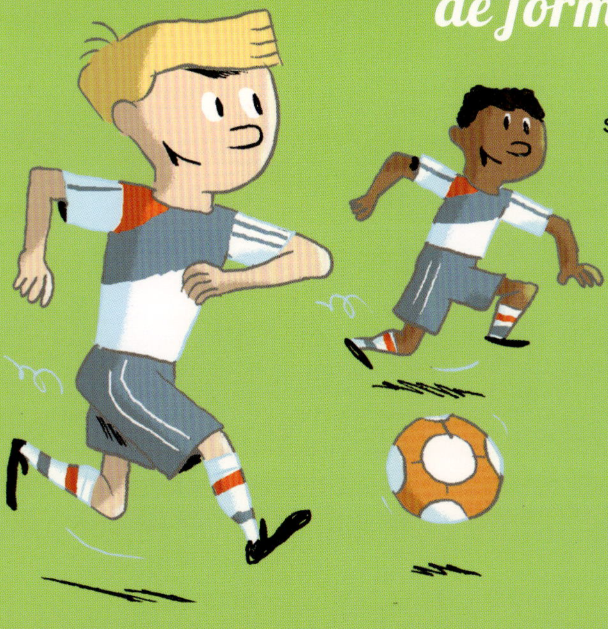

Former de jeunes talents au sein d'un club évite de recruter et d'acheter des joueurs très cher. Si Lens et Paris sont reconnus pour la qualité de leur formation, c'est Lyon qui occupe la 1re place. L'éclosion de bons joueurs comme Alexandre Lacazette, Nabil Fekir ou Maxime Gonalons, tous issus du centre de formation lyonnais, le prouve une nouvelle fois.

Coupe du monde 2018

La 21e édition de la Coupe du monde de football s'est déroulée du 14 juin au 15 juillet 2018, en Russie. La France succède à l'Allemagne, en battant la Croatie en finale, le 15 juillet, par un score sans appel de 4 à 2. Cette seconde étoile s'ajoute à celle décrochée en 1998 en France, face au Brésil. La grande leçon à tirer de ce mondial est la chute des grosses écuries (Espagne, Allemagne, Brésil), incapables de dépasser le premier tour, ou d'accéder au dernier carré. Les stars du moment, Ronaldo, Messi et Neymar, sont passées à côté de la compétition et une nouvelle génération de joueurs prend le relais, notamment Mbappé, salué par le roi Pelé en personne. Bravo les Bleus !

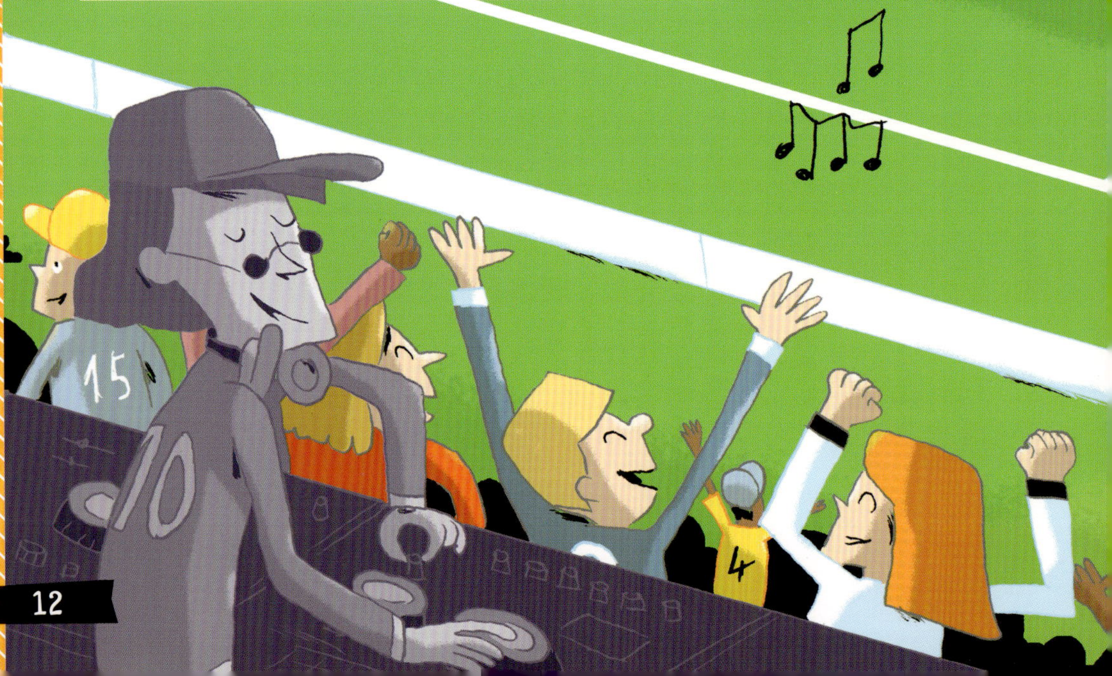

En résumé

Nombre d'équipes qualifiées : 32
Champion du monde : France
Vice-champion du monde : Croatie
Troisième : Belgique
Matchs joués : 64
Meilleurs buteurs : Harry Kane (Angleterre) : 6 buts ; Antoine Griezmann (France) : 4 buts ; Romelu Iukaku (Belgique) : 4 buts
Meilleur gardien : Thibaut Courtois (Belgique) : 27 arrêts
Buts marqués lors du tournoi : 169
Buts par match : 2,6 en moyenne
Plus grand nombre de buts marqués : Belgique avec 16 buts
Meilleure attaque et meilleure défense : Croatie (352 attaques et 301 dégagements, tacles et arrêts)

Moments forts

La VAR : l'arrivée de l'assistance vidéo permet à l'arbitre de revoir une action litigieuse sur écran et de prendre une décision posée et réfléchie. La France a obtenu le premier penalty sifflé grâce à la VAR contre l'Australie.

La déroute des cracks : l'Espagne, le Brésil, mais surtout l'Allemagne ont déçu leurs fans. Les Allemands se font ridiculiser par la Corée du Sud (0-2) lors du dernier match de poule et finissent derniers de leur groupe. L'Espagne se fait sortir en 8e de finale par la Russie, et les Belges dominent le Brésil en quart de finale. Une hécatombe !

Une star est née : jamais depuis 60 ans, un footballeur de 19 ans n'avait marqué en finale de Coupe du monde. Ce joueur est français, c'est Mbappé, et il a époustouflé la planète foot contre l'Argentine en 8e de finale, avec une course à 32,4 km/h provoquant un penalty.

La France folle de ses Bleus : des millions de personnes dans les rues de France le soir de la finale, des centaines de milliers pour accueillir le bus des Bleus sur les Champs-Élysées à Paris. La France, comme en 98, a fêté ses champions du monde, fière de l'état d'esprit solidaire de sa très jeune équipe et de son parcours palpitant.

15

Pourquoi Barthez a-t-il marqué l'histoire du football français ?

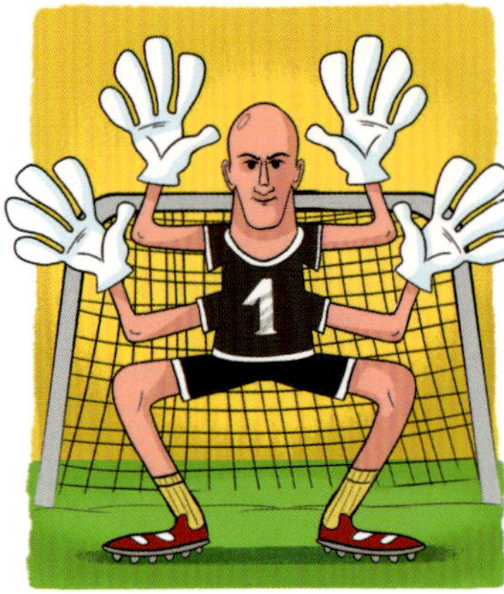

Le « divin chauve » est le seul gardien français à être à la fois champion d'Europe avec son club de Marseille (1991), champion du monde et d'Europe avec l'équipe nationale. Il a passé 11 matchs en équipe de France sans encaisser un seul but (2003-2004).

16

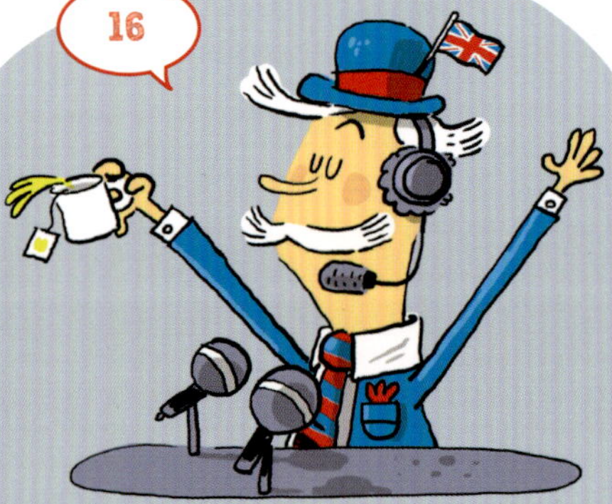

Pourquoi les journalistes sportifs anglais sont-ils les plus chauvins ?

L'équipe d'Angleterre, convaincue d'écraser les États-Unis lors de la Coupe du monde de 1950 au Brésil, subit une défaite humiliante de 1 à 0. Les journalistes anglais restés au pays croient à une erreur et publient en une de leurs journaux : Angleterre 10 - États-Unis 1.

Quelles équipes africaines sont allées le plus loin en Coupe du monde ?

Le Sénégal et le Ghana sont les 2 équipes africaines à avoir atteint les quarts de finale. Les Lions sénégalais se sont inclinés en 2002 face à la Turquie (0-1). Le Ghana est éliminé par l'Uruguay en 2010 lors de la séance de tirs au but.

17

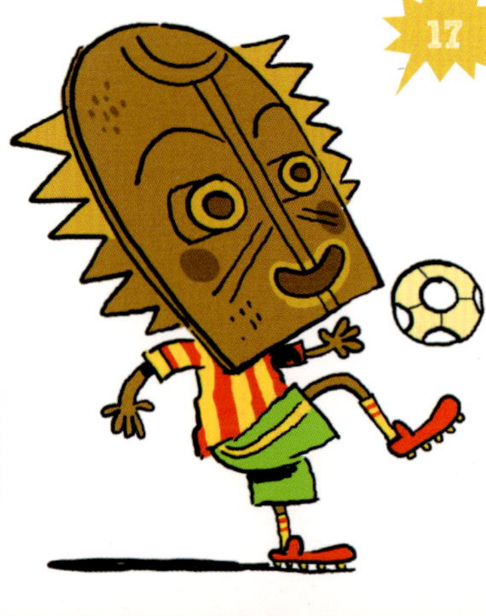

Qu'appelle-t-on un « hat-trick » ?

18

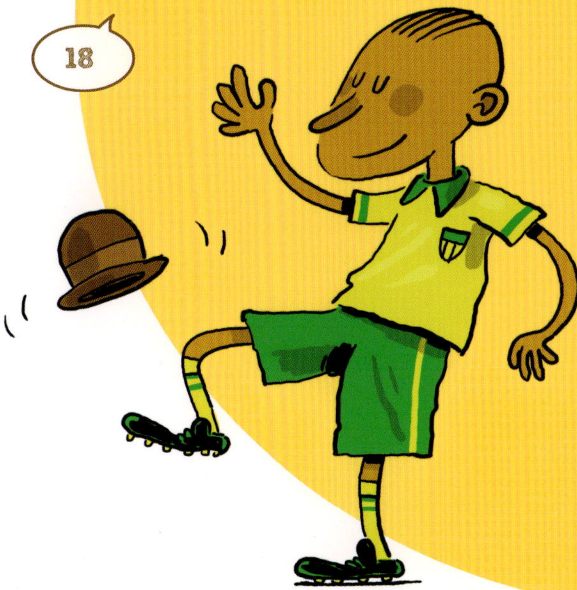

Si un joueur marque 3 buts dans la même partie, on dit qu'il a fait le « coup du chapeau », un *hat-trick* en anglais. Certains joueurs auteurs de triplés ont le privilège de pouvoir garder le ballon du match. On utilise le mot « chapeau », car le joueur qui avait fait une partie extraordinaire pouvait autrefois faire la quête. Au vu des salaires des footballeurs, on comprend pourquoi cette tradition s'est perdue !

Pourquoi le Barça est-il plus qu'un club ?

19

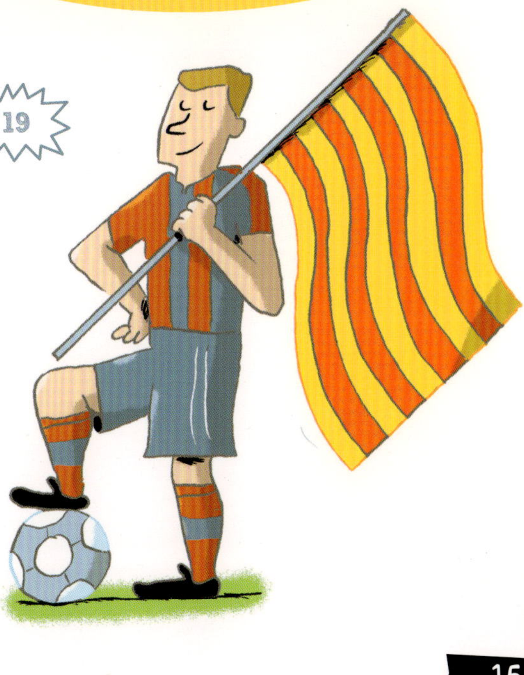

Barcelone est plus qu'une équipe de football, elle est le symbole de toute une région : la Catalogne. « *Més que un club* » est d'ailleurs sa devise. Le FC Barcelone est l'une des équipes les plus titrées d'Europe, avec 25 Championnats, 30 Coupes d'Espagne et 5 Ligues des champions !

20 Quand le Championnat d'Europe des nations est-il né ?

La Coupe d'Europe des nations voit le jour en France en 1960 avant d'être rebaptisée Championnat d'Europe des nations en 1968. Organisée tous les 4 ans, en alternance avec la Coupe du monde, cette compétition est considérée comme la plus difficile à gagner.

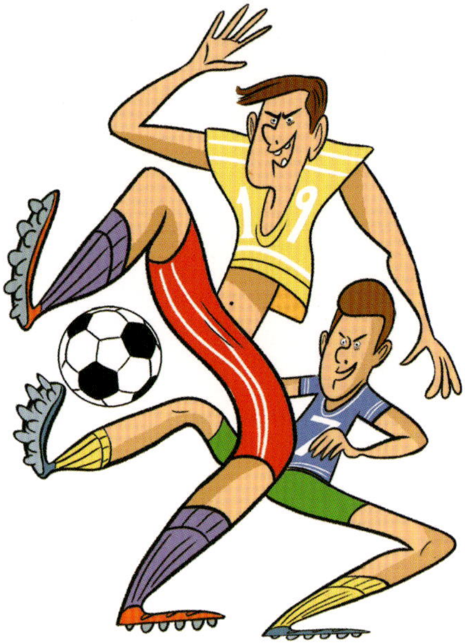

21 Pourquoi Pelé est-il surnommé « le Roi » ?

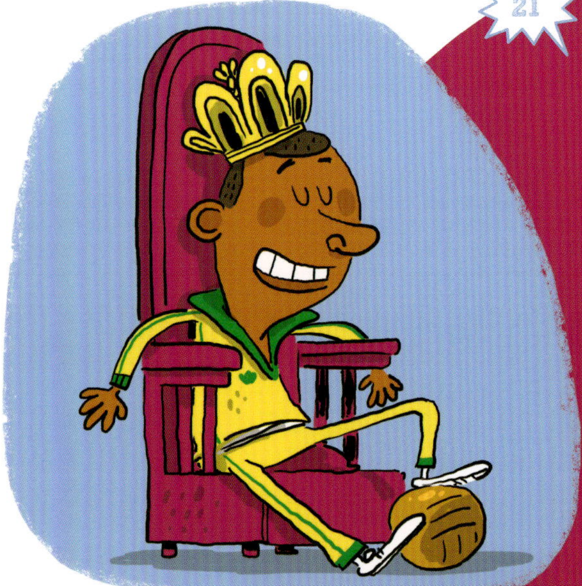

Indépassable, inclassable et légendaire, Pelé est l'homme de tous les records : triple champion du monde avec le Brésil, auteur de plus de 1 200 buts dans sa carrière. Il a même reçu le Prix d'athlète du siècle par le Comité international olympique (CIO) et a été nommé joueur du XXe siècle par la FIFA. De quoi le surnommer « le Roi », non ?

Pour quelles raisons l'arbitre peut-il arrêter un match avant la fin ? 22

À cause de la météo, bien sûr ! Difficile de jouer sous des trombes d'eau ou sur un terrain gelé. Une autre raison concerne la sécurité des joueurs. S'ils sont menacés par des jets de chaises, de bouteilles ou de tout autre objet de la part des supporters.

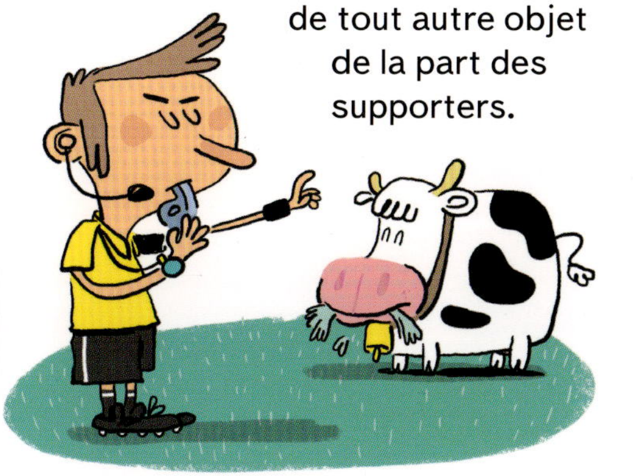

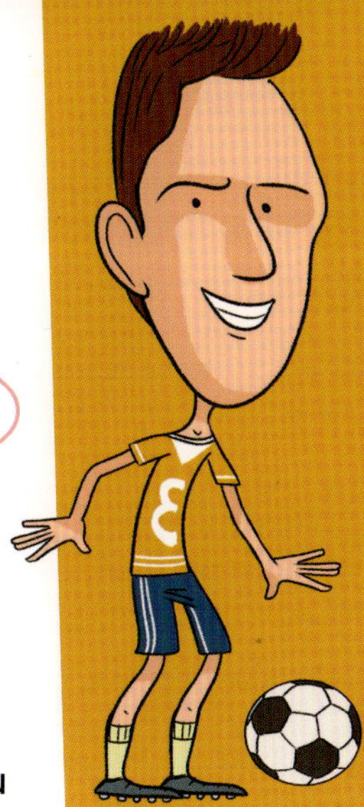

23 Qui a marqué le plus de buts lors de Coupes du monde ?

Avec ses 16 buts marqués en 4 éditions, l'Allemand Klose est le recordman absolu du nombre de buts marqués en Coupe du monde. Particulièrement fort de la tête, il est surnommé « Air Klose ».

Pourquoi l'Uruguay est-elle une équipe de légende ? 24

Ce petit pays d'Amérique du sud d'à peine 3,5 millions d'habitants détient 2 Coupes du monde : la toute 1re édition en 1930 et une autre en 1950 contre le Brésil. Elle atteint les demi-finales en 2010 grâce à Diego Forlán, élu meilleur joueur du tournoi.

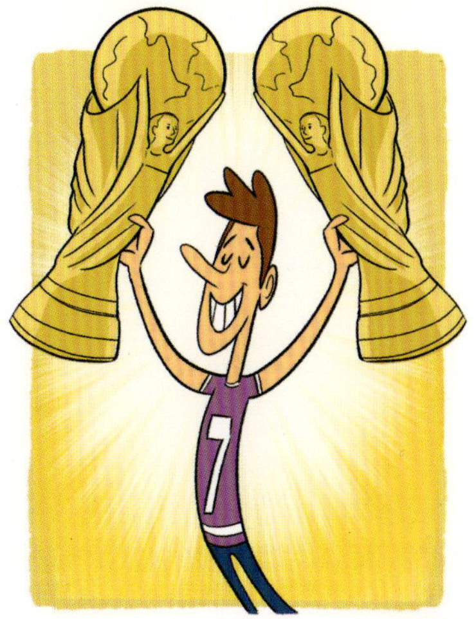

Quelle est la différence entre un Championnat et une coupe ?

25

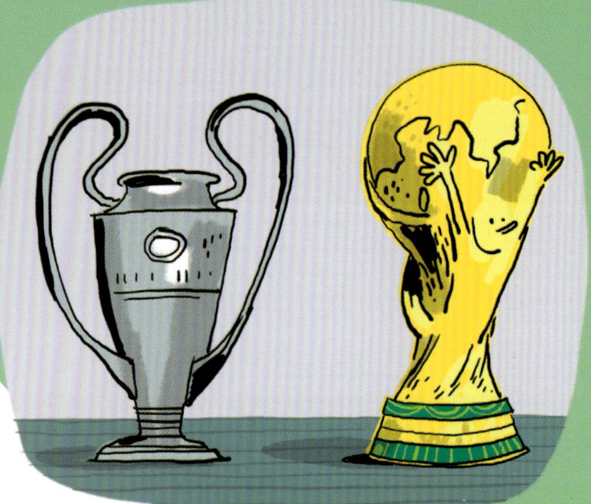

Pour gagner un Championnat, il faut affronter toutes les équipes de sa division, à domicile et à l'extérieur, et cumuler le plus de points à la fin. Pour gagner une coupe, il faut, à chaque match, réussir à ne pas être éliminé directement.
Voilà pourquoi il y a plus de surprises en coupe, car tout peut basculer en un match !

Pourquoi les joueurs de Liverpool ne marchent-ils jamais seuls ?

26

Chaque club possède son hymne entonné par ses supporters. Le plus connu au monde est celui de Liverpool et son « You'll never walk alone » (« Tu ne marcheras plus jamais seul » en français). Depuis 1963, cette chanson tirée d'une comédie musicale américaine est reprise en chœur par les 45 000 supporters et s'est même exportée au Celtic Glasgow d'Écosse, au FC Bruges de Belgique et au Red Star en France.

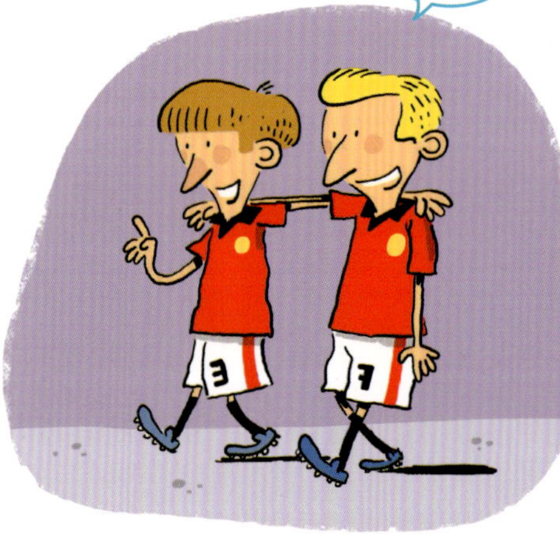

27

Pourquoi appelle-t-on les joueurs de Manchester United les « Diables rouges » ?

Si l'équipe de Manchester United est l'une des plus titrées d'Angleterre, elle le doit surtout à son état d'esprit. En 1960, le club s'est inspiré du club de rugby de Manchester et lui a emprunté le fameux diable rouge cousu sur ses maillots.

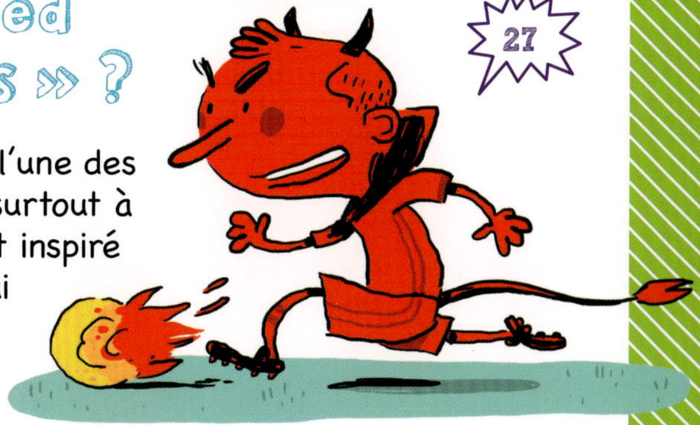

28

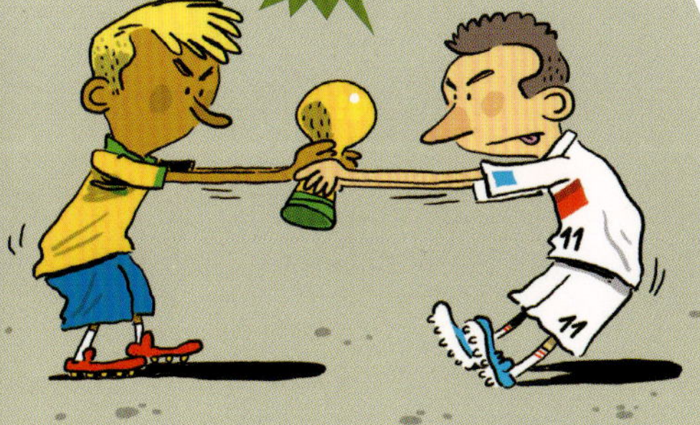

Depuis la création de la Coupe du monde, combien d'équipes sont devenues championnes ?

Lors des 21 Coupes du monde, seules 8 équipes ont soulevé la coupe. L'Amérique (du Sud) et l'Europe sont les 2 seuls continents à se partager tous les trophées !

Pourquoi faut-il être en bonne santé quand on joue au foot ?

Un footballeur professionnel parcourt en moyenne une dizaine de kilomètres par match. Il jouera près de 700 matchs tout au long de sa carrière. Il aura donc parcouru une distance de 7 700 km, soit un parcours Angleterre-Chine, sans compter les entraînements quotidiens !

29

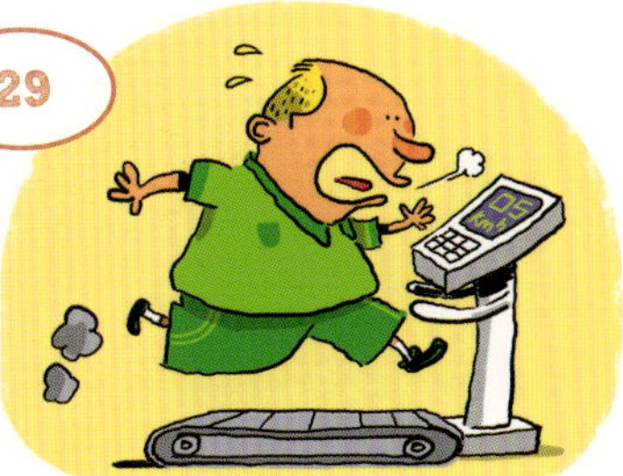

Pourquoi les derniers matchs de poule en Coupe du monde se jouent-ils à la même heure ?

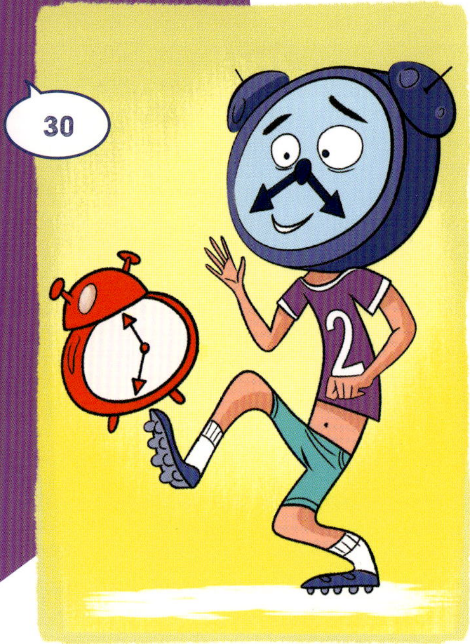

Pour éviter, comme en 1982, que 2 équipes, comme l'Allemagne et l'Autriche, connaissant le score des 2 adversaires, s'arrangent pour se qualifier en offrant un « non-jeu ». Surnommé le « match de la honte », il a causé l'élimination de l'Algérie. Depuis, les derniers matchs de poule se jouent à la même heure.

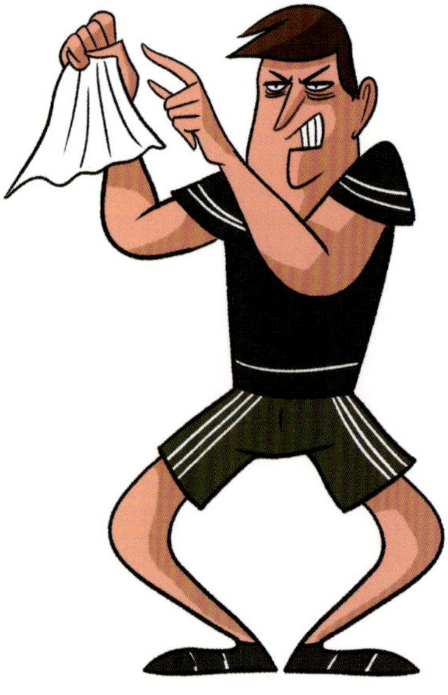

31

Quel est le rôle des arbitres ?

L'arbitre et ses assistants sont les garants du bon déroulement de la partie ! L'arbitre central, les 2 arbitres de touche, les 2 arbitres assistants n'ont pas toujours existé. À l'origine, on comptait sur le fair-play des capitaines, chargés de l'arbitrage, mais malheureusement, les parties dégéneraient souvent. Difficile aujourd'hui d'imaginer un match sans l'arbitre et son sifflet. Pourtant, à l'origine, l'arbitre agitait un mouchoir blanc pour signaler une faute.

Quelle est la différence entre un coup franc direct et indirect ?

32

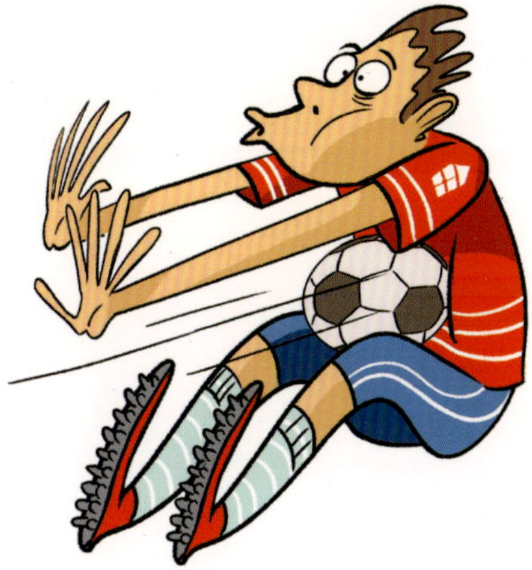

Il existe 2 sortes de coups francs pour sanctionner une faute. Si le joueur tire directement dans les cages, c'est un coup franc direct. S'il fait une passe ou un centre à l'un de ses coéquipiers, c'est un coup franc indirect. L'arbitre choisit l'un ou l'autre des coups francs selon la gravité de la faute. Il ne faut pas croire qu'un coup franc indirect soit moins dangereux pour l'adversaire ; tout est une question de distance par rapport au but !

33

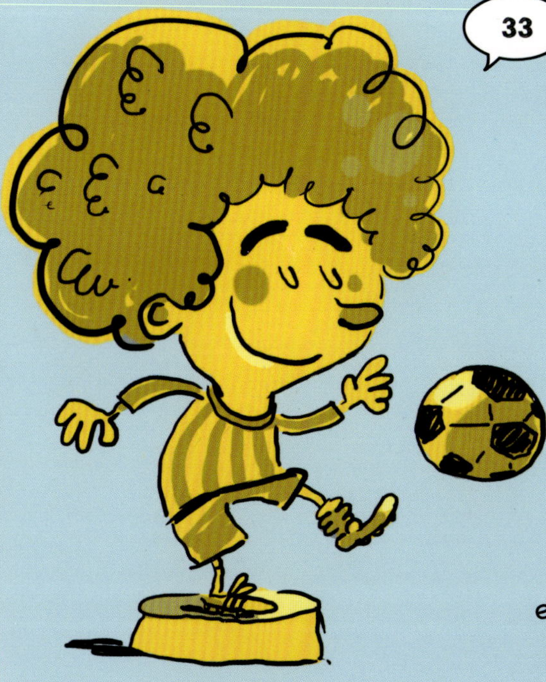

Pourquoi surnomme-t-on Maradona le « Gamin en or » ?

Repéré à 12 ans pour ses talents de jongleur, appelé en équipe d'Argentine à 16 ans, Maradona est surnommé le « Gamin en or » pour ses qualités techniques précoces exceptionnelles et sa petite taille : 1,65 m. Cela ne l'empêche pas de gagner la Coupe du monde en marquant, en 1986, un magnifique but contre l'Angleterre.

Pourquoi dit-on d'Arsenal qu'il est le plus français des clubs anglais ?

34

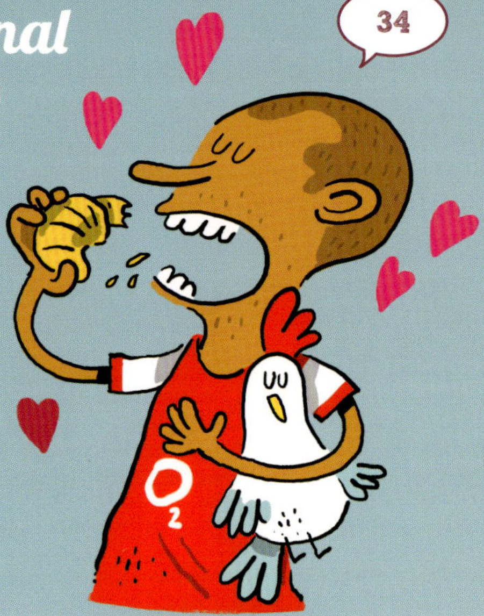

Depuis l'arrivée de l'entraîneur Arsène Wenger en 1996, le club londonien s'est pris de passion pour les footballeurs français. Une trentaine de joueurs hexagonaux ont porté le maillot d'Arsenal, dont Patrick Vieira, Nicolas Anelka, Emmanuel Petit, Olivier Giroud et surtout Thierry Henry.

Pourquoi Lewandowski pourrait-il inscrire plus de 50 buts en un match ?

35

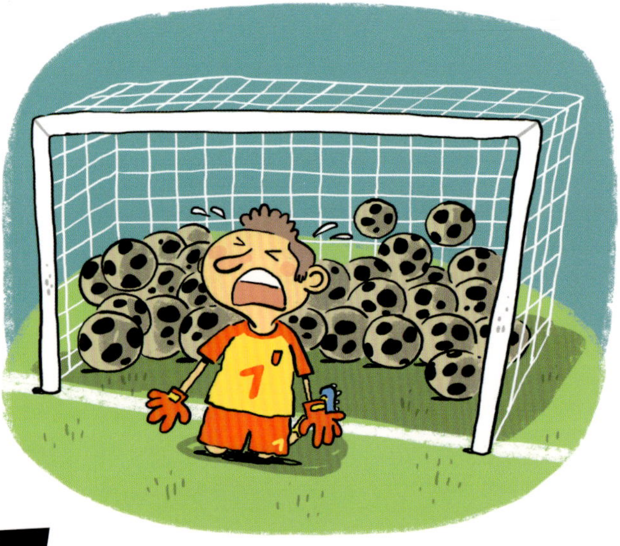

En 2015, le Polonais Robert Lewandowski est entré dans l'histoire du foot en inscrivant sous le maillot du Bayern Munich 5 buts face à l'équipe de Wolfsbourg. Le tout en 9 minutes, un record ! S'il avait gardé ce rythme durant tout le match, il en aurait marqué 50 !

36

Pourquoi l'Olympique lyonnais est-il l'un des plus grands clubs français ?

L'OL a dominé le football français sans partage durant 7 saisons. De 2002 à 2008, le club a gagné tous les Championnats. Aucune équipe française n'a jamais réussi cet exploit !

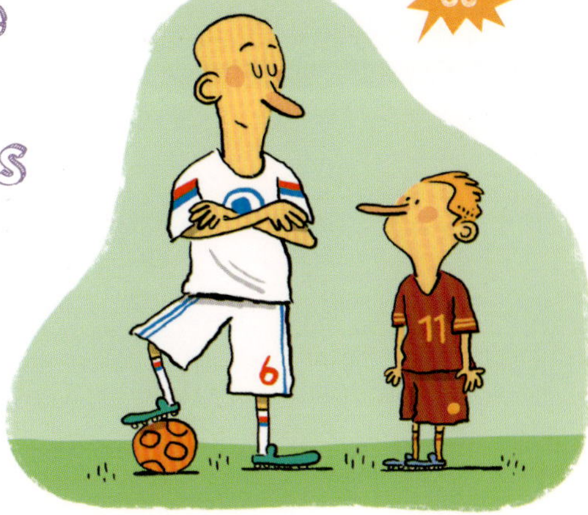

37

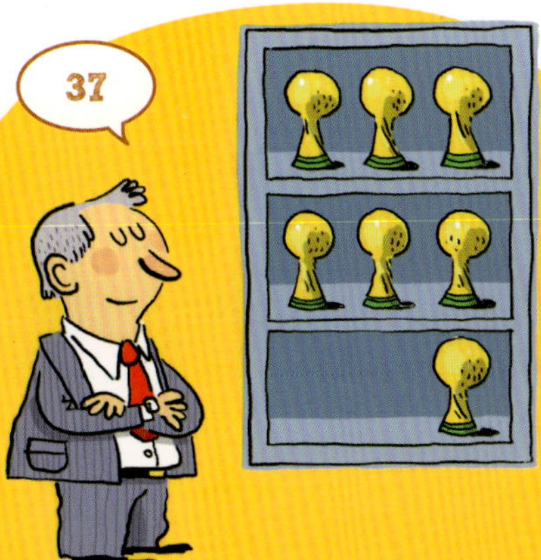

Quelle équipe n'a raté aucune édition des Coupes du monde ?

L'équipe la plus régulière au monde est le Brésil. Non seulement elle n'a manqué aucune compétition, mais elle a participé à 7 finales sur les 20 en ne perdant que 2 fois.

38

Pourquoi certains gardiens sont-ils de vrais attaquants ?

Certains gardiens n'hésitent pas, dans les dernières minutes d'un match, à se transformer en attaquants. Deux gardiens sortent du lot : José Luis Chilavert, avec 67 buts, reste loin derrière le Brésilien Rogério Ceni, avec 131 buts inscrits pour son club de São Paulo !

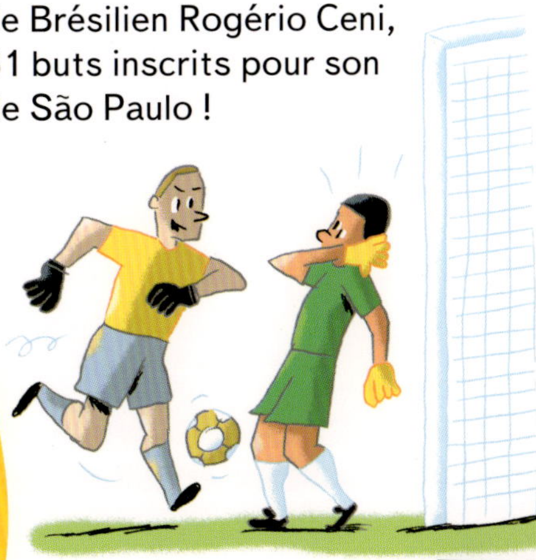

L'équipe de France

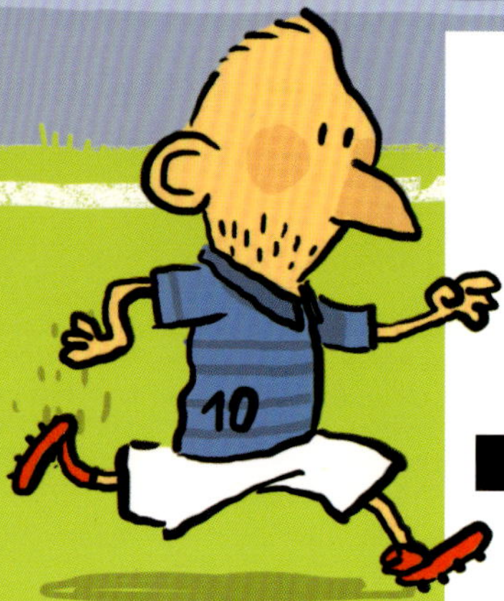

L'équipe de France est championne du monde pour la seconde fois de son histoire avec une nouvelle génération de joueurs qui devrait briller encore longtemps. Le mondial russe de 2008 a consacré les nouveaux venus : Benjamin Pavard, Lucas Hernandez, N'Golo Kanté et Kylian Mbappé encadrés par le redoutable Didier Deschamps.

DRAPEAU DU PAYS

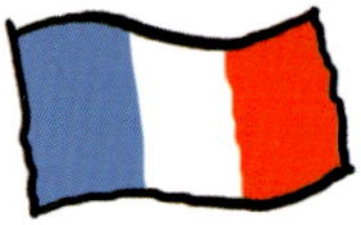

SURNOM

Les Bleus

MAILLOT

Bleu ou blanc

STADE HABITUEL

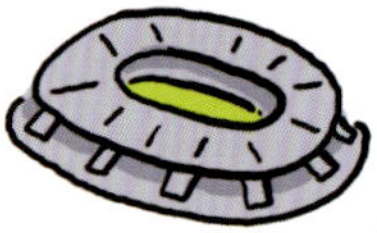

Stade de France (81 338 places)

EMBLÈME

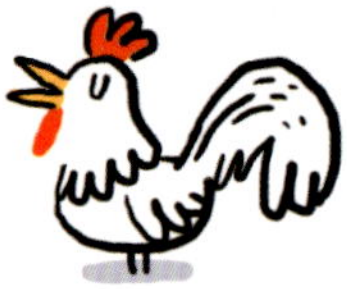

Le coq gaulois

PALMARÈS

Championne du monde en 1998 et 2018
Championne d'Europe en 1984 et 2000

CLASSEMENT FIFA

2e

au 09/12/2018

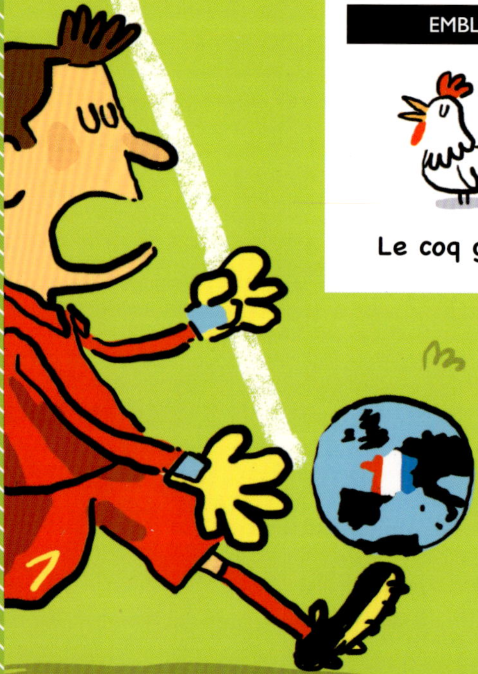

JOUEURS PHARES

Kylian Mbappé : PSG
Raphaël Varane : Real Madrid
Antoine Griezmann : Atlético de Madrid

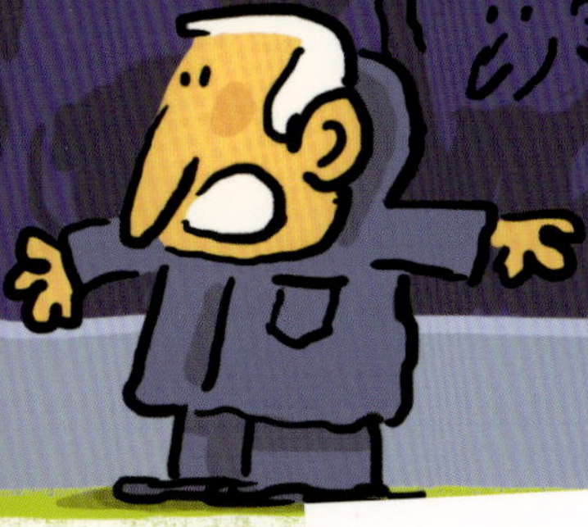

Points forts

D'excellents joueurs très jeunes comme Pavard ou Mbappé, moins de 50 ans à eux deux, qui vont encore progresser dans les prochaines années, avec un formidable état d'esprit.

Un gardien d'exception **Hugo Lloris**, souvent décisif dans les matchs importants.

Un entraîneur respecté et expérimenté : **Didier Deschamps.**

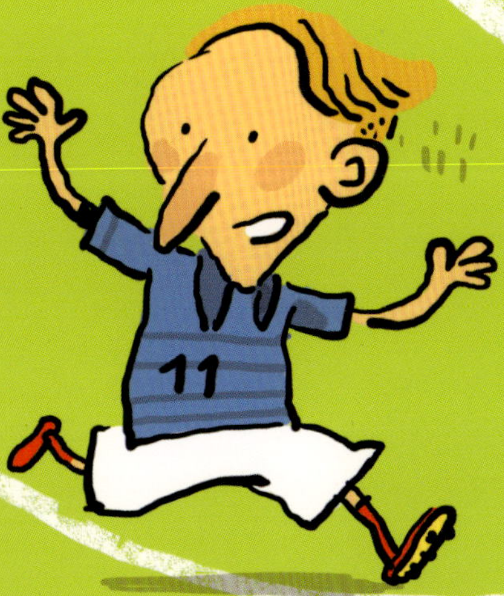

Points faibles

Battre le champion du monde en titre est un exploit pour toutes les équipes adverses. Il faut donc être performant à chaque match !

Difficile de se motiver dans les compétitions quand on a tout gagné !

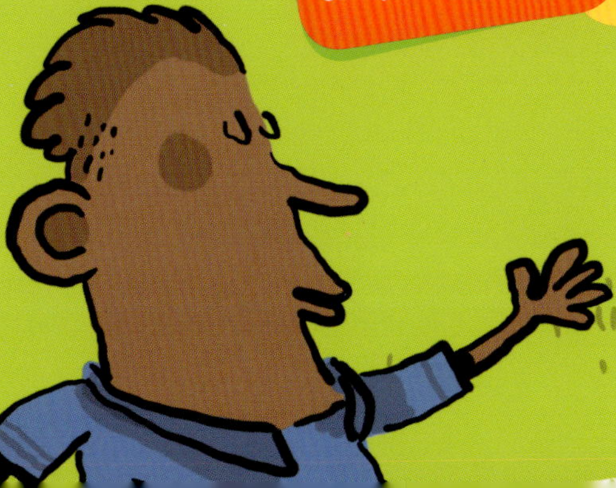

Les terrains de football ont-ils tous les mêmes dimensions ?

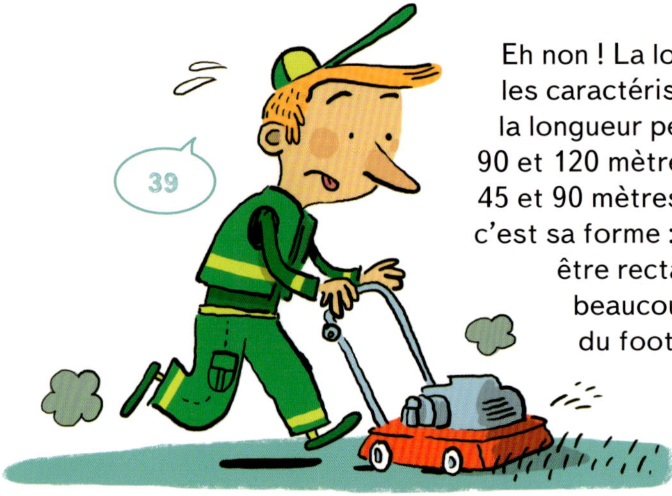

Eh non ! La loi n° 1 du football définit les caractéristiques d'un terrain : la longueur peut être comprise entre 90 et 120 mètres et la largeur entre 45 et 90 mètres. Ce qui est imposé, c'est sa forme : le terrain doit toujours être rectangulaire ! Les terrains ont beaucoup évolué depuis la création du foot : au départ, il n'y avait ni cages, ni délimitations de terrains, ni point de penalty…

Quel est le plus gros score jamais enregistré lors d'un match ?

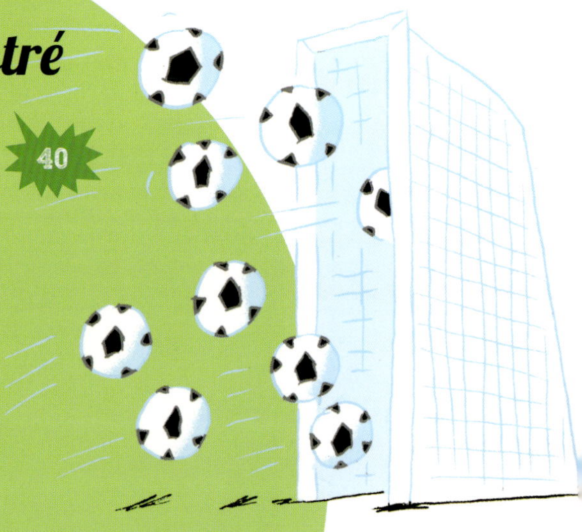

Les footballeurs malgaches du Stade olympique de l'Emyrne sont rancuniers ! Vexée par un arbitrage douteux au match aller, l'équipe décide de se venger de l'arbitre en marquant un maximum de buts… contre son camp. Résultat : 149 buts encaissés, soit 1 but toutes les 36 secondes !

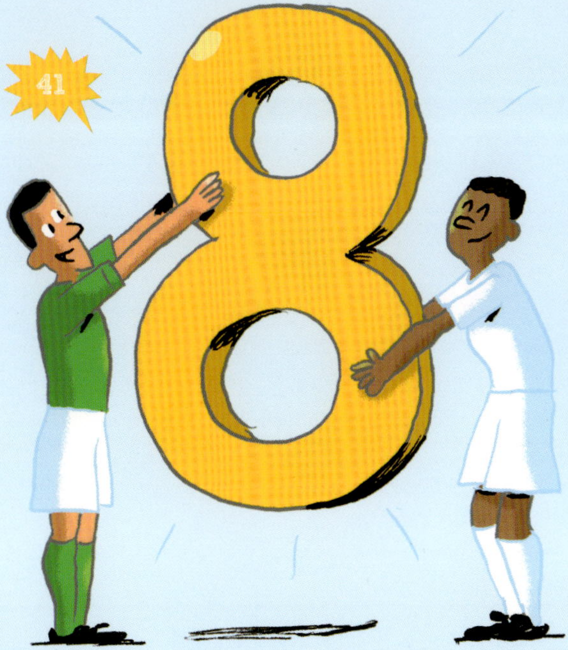

Quels sont les plus grands clubs brésiliens ?

Moins médiatisées que les clubs européens, le Brésil compte, dans son Championnat, de grandes équipes. On peut citer le Flamengo de Rio avec ses 5 titres, le São Paulo FC et ses 6 titres, mais les 2 clubs majeurs, avec 8 titres chacun, sont la SE Palmeiras et le Santos FC.

Comment se qualifie-t-on pour la Coupe du monde ?

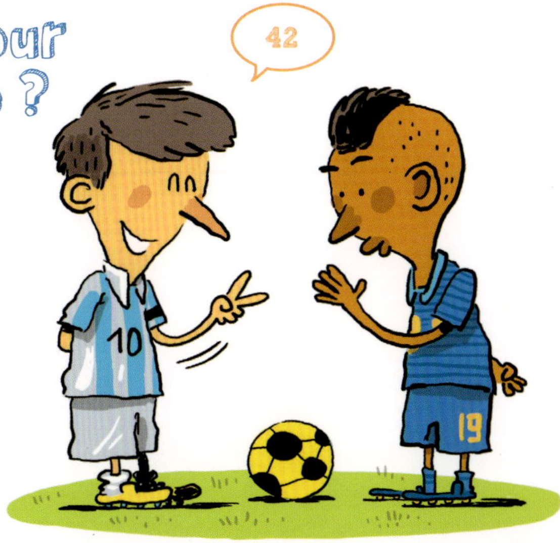

Tous les pays adhérant à la FIFA (Fédération internationale de football association) participent aux qualifications. Les 6 confédérations (Asie, Afrique, Amérique du Sud, Océanie, Europe et la zone Caraïbes, Amérique centrale et du Nord) organisent un Championnat. Les meilleures équipes sont alors qualifiées.

Qu'est-ce que la VAR ?

43

La VAR signifie Arbitres Assistants Vidéo (*Video Assistant Referees*).

Ce sont des arbitres qui assistent au match devant leurs écrans et qui aident l'arbitre principal à prendre une décision rapide sur la validité d'un but, à confirmer ou non un penalty, à vérifier la pertinence d'un carton rouge et que celui-ci soit attribué au bon joueur.

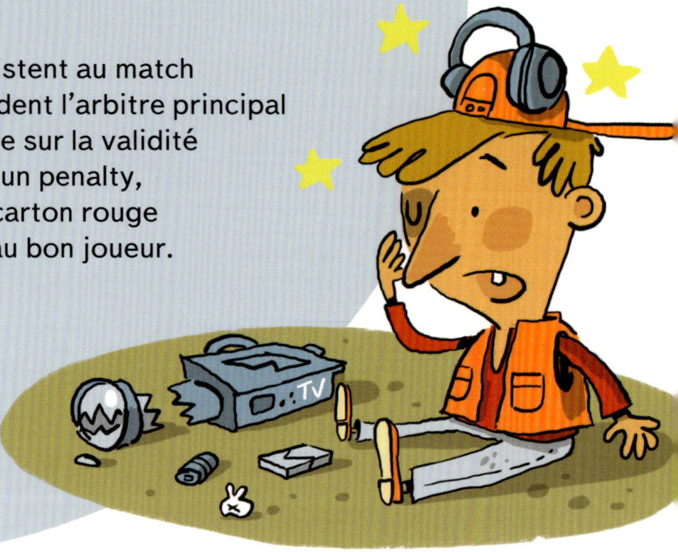

44

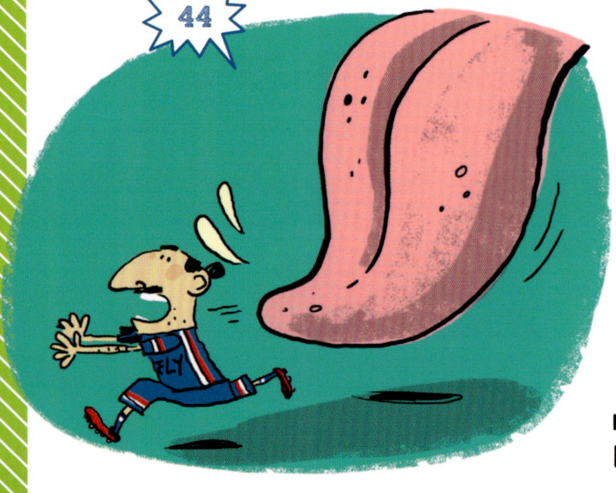

Pourquoi Ibrahimović est-il « timbré » ?

Le meilleur buteur de l'histoire du PSG est connu pour son mauvais caractère. Il est une véritable icône en Suède. En France, le verbe « zlataner » est même entré dans le langage familier. Et maintenant, il est possible de lécher le géant mais attention, seulement sur les… timbres !

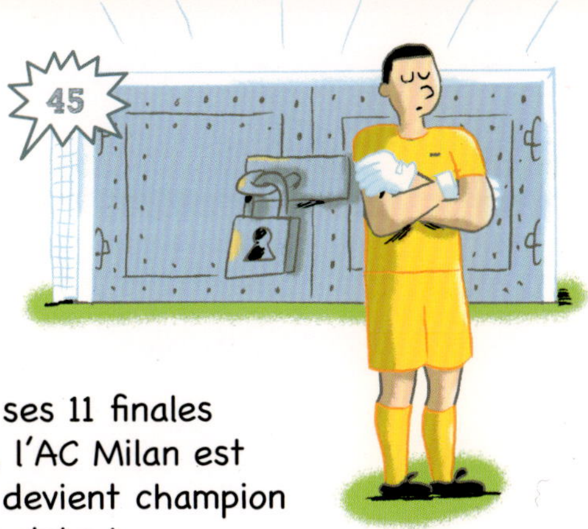

Pourquoi l'AC Milan est-il le plus grand club italien ?

Avec ses 18 titres de champion d'Italie, ses 11 finales de Ligue des champions dont 7 gagnées, l'AC Milan est un club de légende. En 1992, l'AC Milan devient champion d'Italie sans perdre un seul de ses 58 matchs !

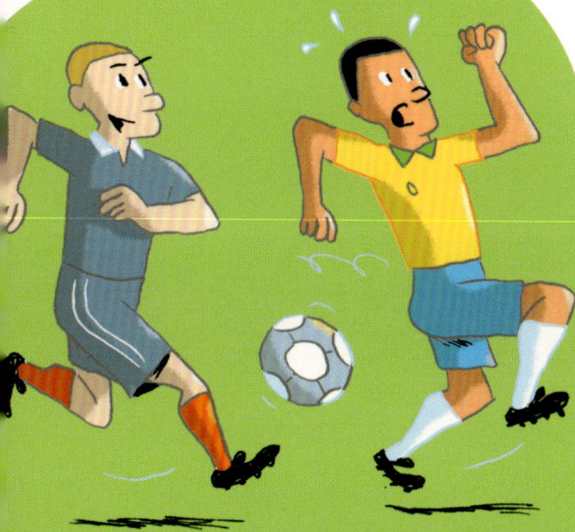

Quel joueur français a une statue à sa gloire… en Angleterre ?

Mal aimé en France, Thierry Henry est une star en Angleterre, et particulièrement à Arsenal, club pour lequel il a marqué des centaines de buts en 8 saisons (1999-2007). À l'occasion des 125 ans du club d'Arsenal, les dirigeants ont décidé d'ériger une statue de l'attaquant.

46

Pourquoi la France est-elle la bête noire du Brésil ?

Depuis 1986, en Coupe du monde, la France a rencontré 3 fois le Brésil et l'a toujours éliminé. La plus large victoire est celle en finale du Mondial 1998, avec un score sans appel de 3 à 0.

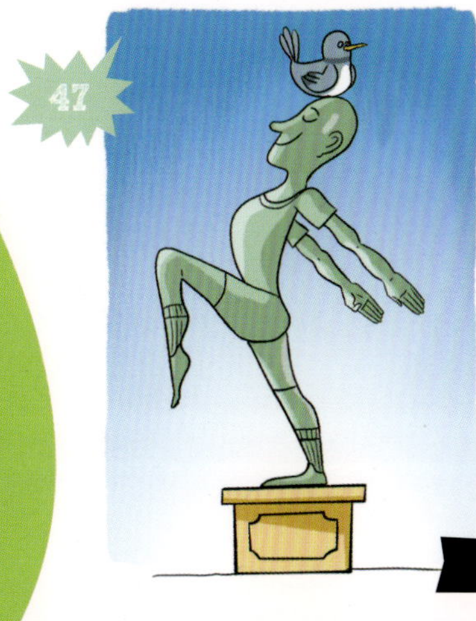

Pourquoi chaque joueur porte-t-il un numéro ?

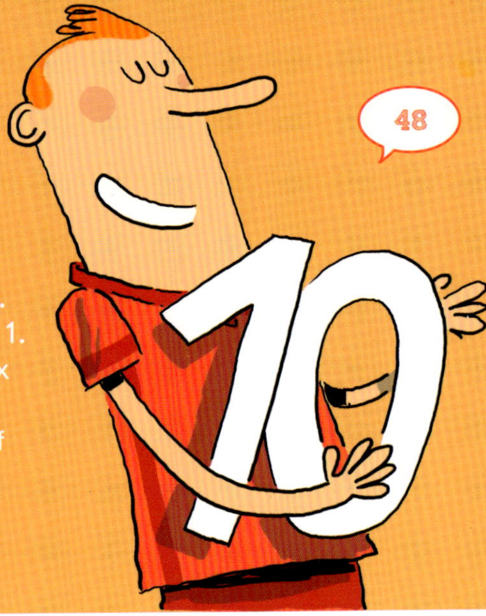

Parce que chaque numéro correspond à un poste précis dans l'équipe : attaquant, milieu de terrain, défenseur. Le gardien portera toujours le numéro 1. Certains numéros sont plus prestigieux que d'autres, comme le 10, qui correspond au milieu de terrain, le chef d'orchestre de l'équipe. Pelé, Zidane, Platini ou Maradona sont les plus célèbres numéro 10 au monde.

Combien d'équipes participaient à la 1re Coupe du monde ?

49

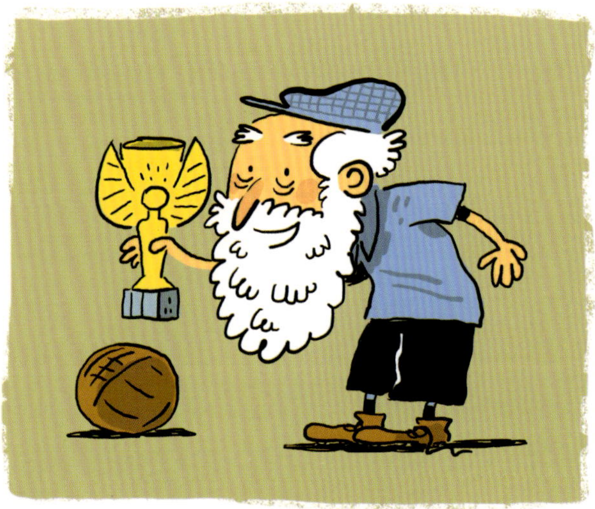

Pour la 1re édition en Uruguay en 1930, seules 13 équipes avaient fait le déplacement. La France, la Belgique, la Roumanie et la Yougoslavie s'y sont rendues en bateau. Pour beaucoup de pays, le voyage était trop cher !

Pourquoi existe-t-il plusieurs Liverpool et Barcelone dans le monde ?

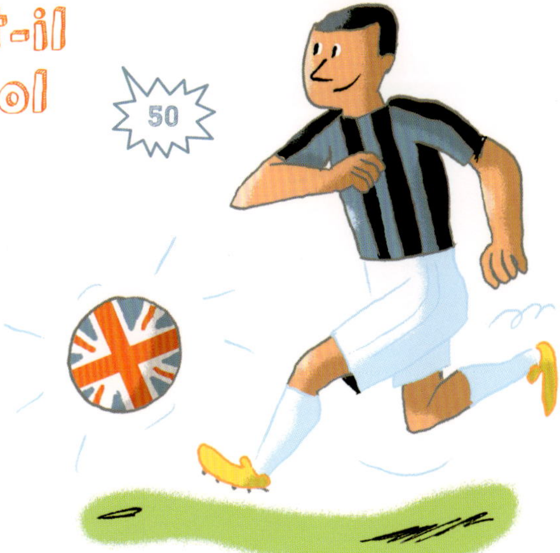

Certaines équipes sont tellement célèbres que des petits clubs leur ont emprunté leur nom en hommage : c'est le cas du Liverpool Fútbol Club en Uruguay, du Barcelona Sporting Club en Équateur ou du Manchester 62 Football Club basé à Gibraltar.

51

Pourquoi les joueurs doivent-ils porter une tenue réglementaire ?

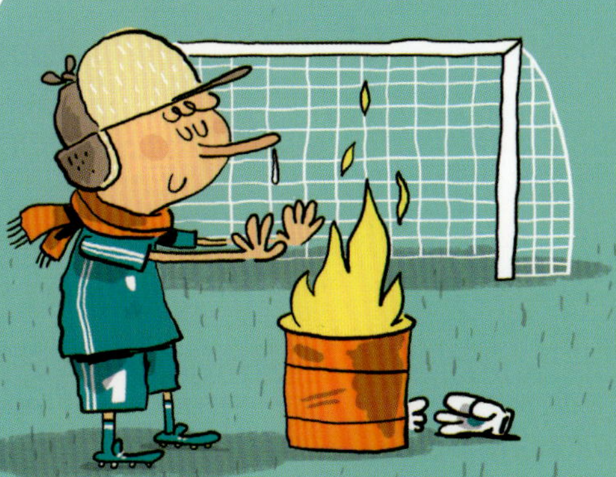

Pas évident de repérer ses coéquipiers et ses adversaires si tous les joueurs s'habillaient comme ils le veulent ! Les tenues sont donc réglementées : elles sont identiques pour tous les joueurs de la même équipe, sauf le gardien. Il est aussi interdit de porter des bijoux, d'enlever son maillot – même quand on marque un but – ou de jouer en jogging, même s'il neige !

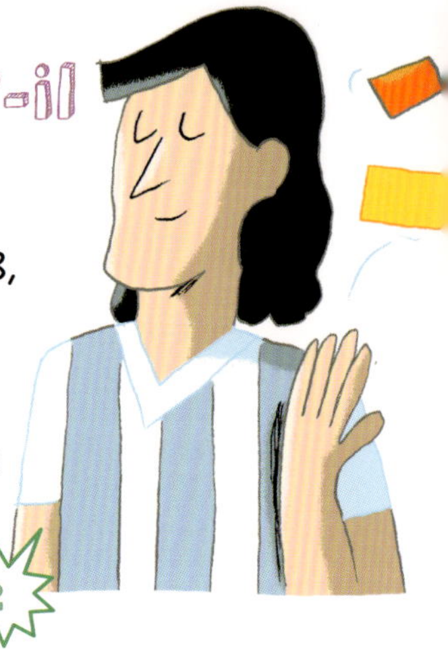

Pourquoi Mario Kempes est-il un joueur irréprochable ?

52

L'attaquant argentin est champion du monde en 1978, vainqueur de la Coupe d'Espagne, de la Supercoupe de l'UEFA et meilleur buteur du Championnat d'Espagne en 1977 et 1978 avec son équipe de Valence. Malgré ce palmarès impressionnant, Kempes est un joueur exemplaire, car il n'a jamais reçu aucun carton dans sa riche carrière.

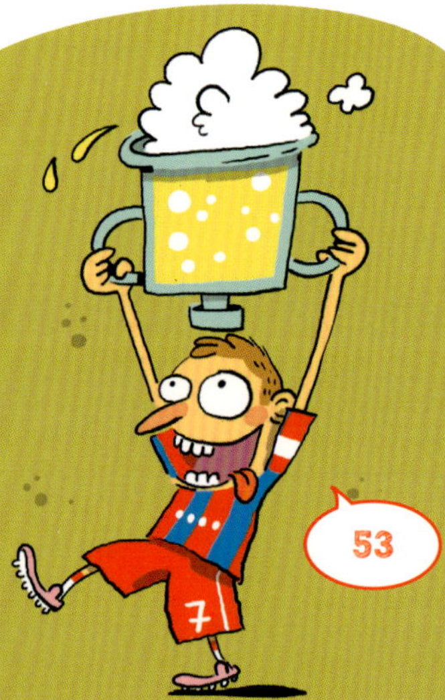

Pourquoi donne-t-on des surnoms aux équipes de foot ?

54

Donner un surnom permet aux supporters de se sentir plus proches de leur équipe. Si en Europe la couleur des maillots est souvent utilisée (les « Bleus » pour la France), en Afrique, on préfère les animaux : les « Scorpions » de Gambie ou les « Crocodiles du Nil » du Soudan !

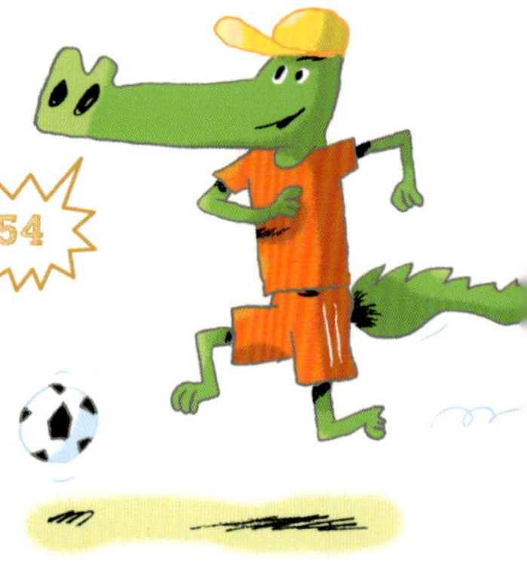

Quel club d'Allemagne remporte le Championnat une fois sur deux ?

53

Depuis 55 ans, le Bayern de Munich est devenu 29 fois champion d'Allemagne. C'est le club le plus titré du pays, loin devant le FC Nuremberg et ses 9 titres.

55

Le Ballon d'or est-il uniquement reservé aux joueurs de foot ?

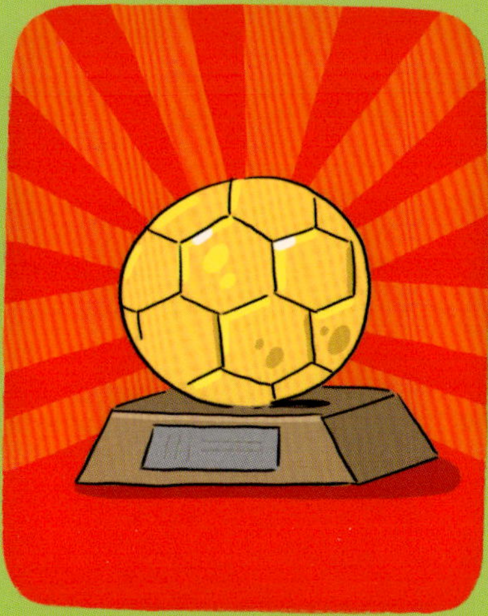

Plus depuis l'édition 2018, où la Norvégienne Ada Hegerberg, attaquante à l'Olympique lyonnais, a remporté le premier Ballon d'or féminin de l'histoire. Preuve de l'importance croissante du foot féminin dans ce sport.

Quel est le record de cartons rouges distribués en un match ?

56

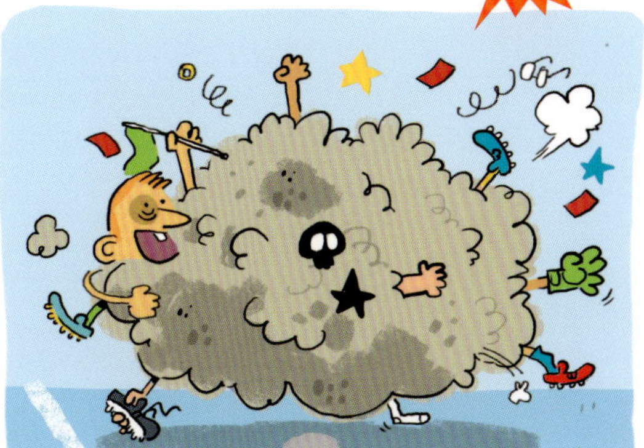

Certains matchs de football ressemblent à des matchs de boxe. Voilà pourquoi un arbitre a sorti 36 cartons rouges lors d'un match de 4e division argentine en 2012. L'homme en noir a même exclu les 14 remplaçants qui participaient à la bagarre générale. Triste record.

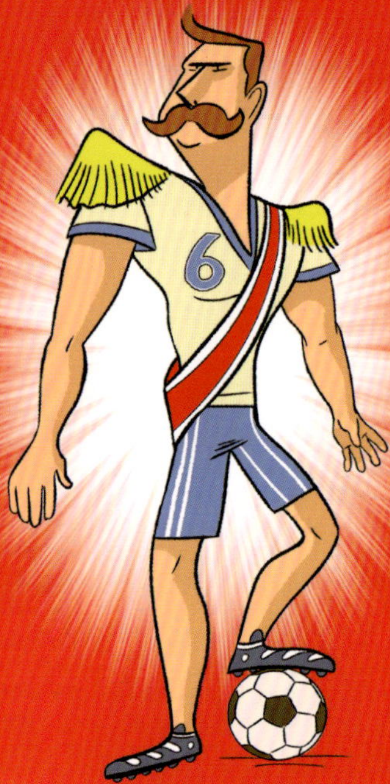

Pourquoi surnomme-t-on Beckenbauer le « Kaiser » ?

Le « Kaiser » signifie l'« empereur » en français, et au vu de la carrière de l'Allemand, c'est bien mérité. C'est simple, le libéro a tout gagné avec le Bayern de Munich et l'équipe nationale entre 1964 et 1977 : aucun trophée ne lui a échappé. Il est même le seul joueur avec le Brésilien Zagallo à avoir gagné la Coupe du monde en tant que joueur puis comme entraîneur.

57

Quels sports ont donné naissance au foot ?

58

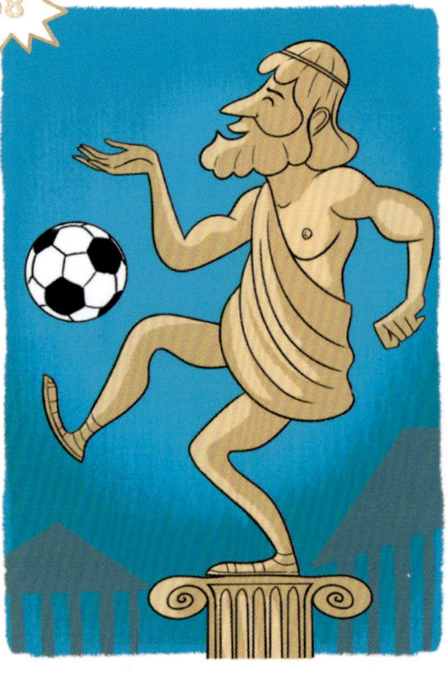

Depuis l'Antiquité, les hommes jouent à la balle. Si les Grecs excellaient à la phéninde (un jeu de feintes), les Romains pratiquaient, eux, l'harpastum (le but est d'amener la balle dans le camp opposé). Quant aux Chinois, ils adoraient le cuju (jeu de jongle). Le vrai ancêtre du football est la soule du XIIe siècle. Le but du jeu est simple : il faut apporter le ballon de cuir dans la zone de l'adversaire. Seule règle établie : il est interdit de tuer ses ennemis !

Qui définit les règles du football ?

59

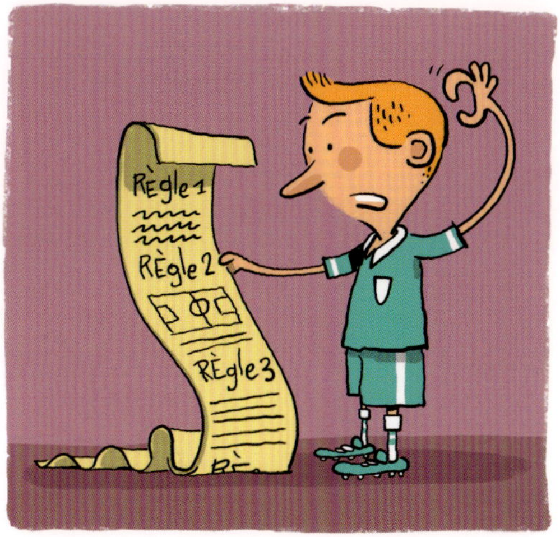

Contrairement à ce qu'on pourrait croire, ce n'est pas la FIFA qui définit les règles mais l'IFAB (International Football Association Board), dont est membre la FIFA. Les règles du football sont simples et peu nombreuses : il existe seulement 17 règles écrites. Ce qui fait la complexité de l'arbitrage est la 18e règle, non écrite, qui laisse à l'arbitre le droit d'interpréter le règlement à condition de conserver l'esprit du jeu.

Pourquoi Lev Yachine était-il appelé l'« Araignée noire » ?

60

Dans les années 1960, le gardien soviétique Lev Ivanovitch Yachine ne quittait jamais son maillot noir. Il a aussi inventé des gestes, devenus ordinaires aujourd'hui, comme le fait de boxer les ballons difficiles ou de relancer au pied très rapidement vers l'avant pour contre-attaquer plus vite.

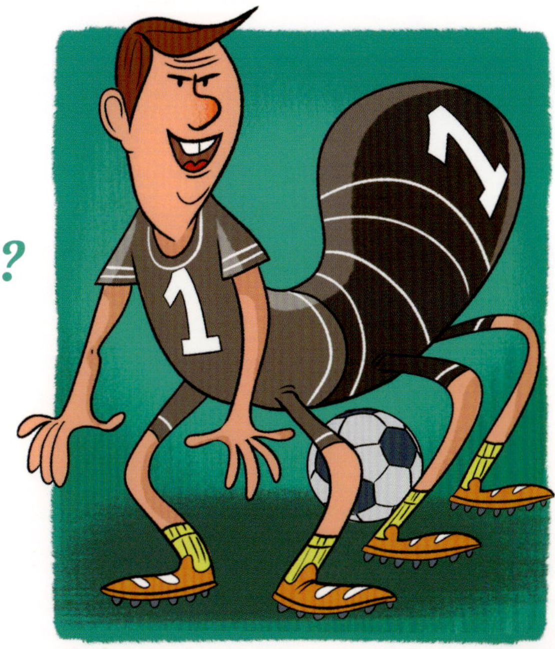

L'équipe d'Allemagne

L'ogre allemand est en fin de cycle.
Championne du monde en 2014, la Mannschaft a loupé son Mondial russe, et son entraîneur doit tout reconstruire.
Mais ne dit-on pas que les grandes équipes ne meurent jamais ?

DRAPEAU DU PAYS

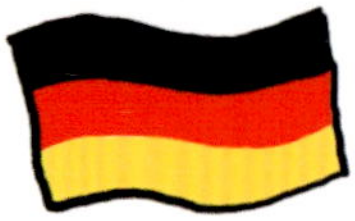

EMBLÈME

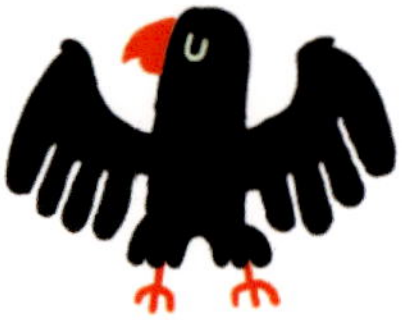

L'aigle

SURNOM

Die Mannschaft (l'« Équipe »)

MAILLOT

Blanc ou noir et vert

PALMARÈS

Championne du monde en 1954, 1974, 1990 et 2014

Championne d'Europe en 1972, 1980 et 1996

STADE HABITUEL

Aléatoire, mais le plus souvent Stade olympique de Berlin

CLASSEMENT FIFA

16e

au 09/12/2018

JOUEURS PHARES

Manuel Neuer : Bayern Munich
Toni Kroos : Real Madrid
Julian Draxler : PSG

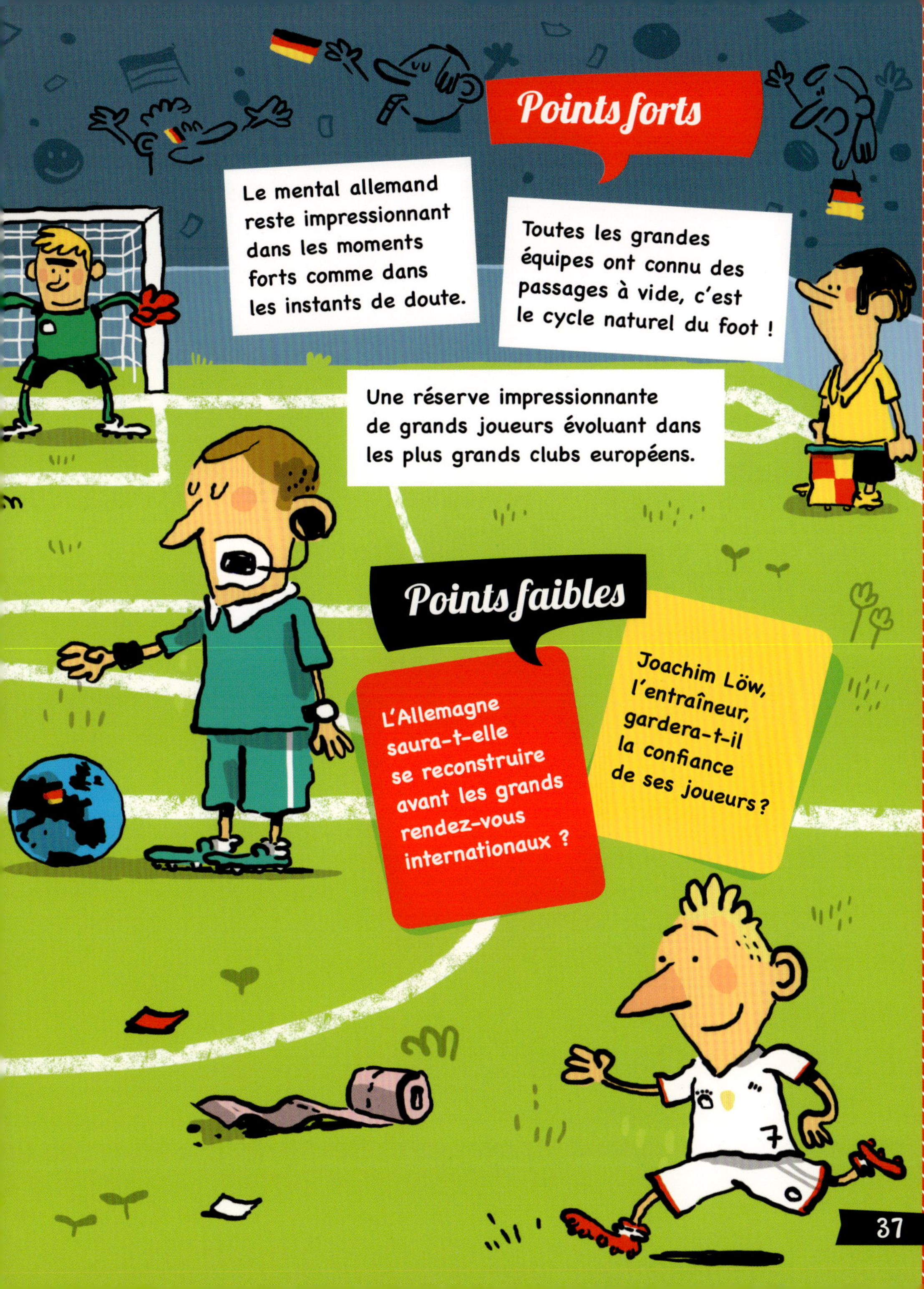

Points forts

Le mental allemand reste impressionnant dans les moments forts comme dans les instants de doute.

Toutes les grandes équipes ont connu des passages à vide, c'est le cycle naturel du foot !

Une réserve impressionnante de grands joueurs évoluant dans les plus grands clubs européens.

Points faibles

L'Allemagne saura-t-elle se reconstruire avant les grands rendez-vous internationaux ?

Joachim Löw, l'entraîneur, gardera-t-il la confiance de ses joueurs ?

Quelles sont les équipes européennes qui ont gagné le plus de Championnats d'Europe ?

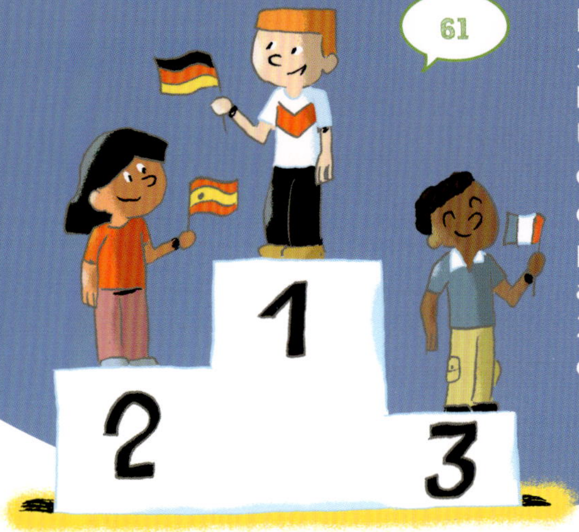

Deux équipes ont remporté 3 fois le Championnat d'Europe : l'Allemagne et l'Espagne. Un léger avantage à la Mannschaft, qui a gagné toutes ses finales et compte le plus de participations. La France arrive ensuite avec 2 victoires, en 1984 et 2000.

Pourquoi certains joueurs de foot ne valent-ils pas grand-chose ?

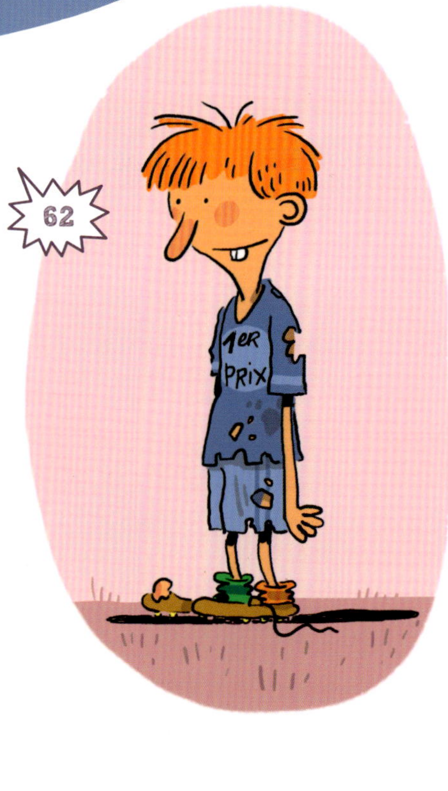

L'argent n'a pas toujours coulé à flots dans le football. En 1993, l'Albanie a refusé le traditionnel échange de maillots avec des Espagnols par souci d'économie. En 1982, Tony Cascarino a été transféré du Crockenhill FC à Gillingham en échange de panneaux métalliques, d'un montant de 260 euros, pour pouvoir réparer le stade !

Quels sont les plus gros transferts dans le football professionnel ?

63

Les dirigeants du PSG dépensent sans compter. Le Qatar, propriétaire du club parisien, a signé les deux plus gros chèques de l'histoire du foot pour acheter le Brésilien Neymar (222 millions d'euros), et dans la foulée Kylian Mbappé (180 millions d'euros).

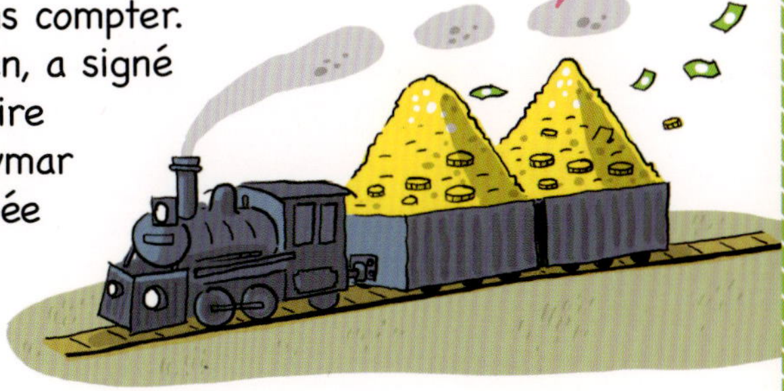

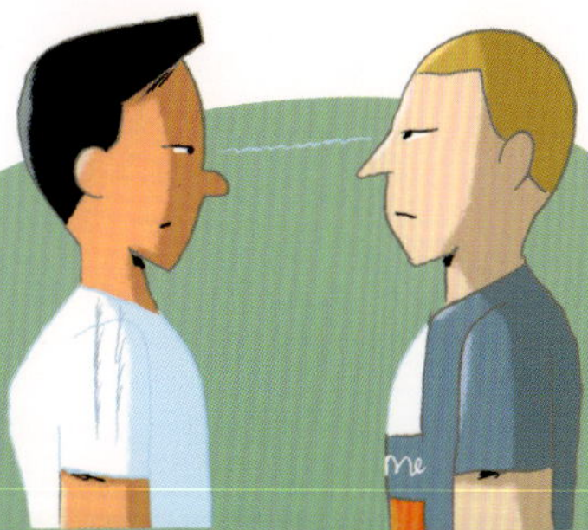

Pourquoi Roger Milla est-il une idole au Cameroun ?

64

Les légendes ne meurent jamais ! L'attaquant est le seul footballeur africain à avoir joué 3 Coupes du monde. En 1994, il devient le buteur le plus âgé du Mondial, à l'âge de 42 ans et 1 mois !

Pourquoi parle-t-on de « Classico » en France ?

65

À l'origine, le Clásico désigne la rencontre Real-Barça. Le Classico français, lui, a été créé de toutes pièces par les dirigeants du Paris-Saint-Germain et de l'Olympique de Marseille au début des années 1990. Pourquoi ? Pour faire parler du match dans les journaux. Ce Paris-Marseille a rarement été décisif pour le titre de champion de France.

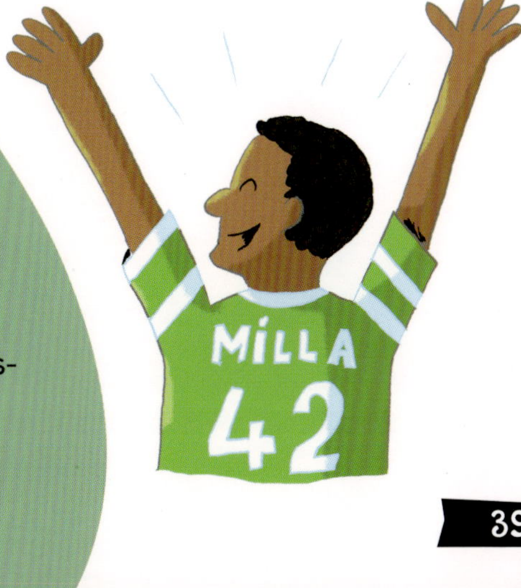

66

Pourquoi le Championnat anglais est-il le plus relevé ?

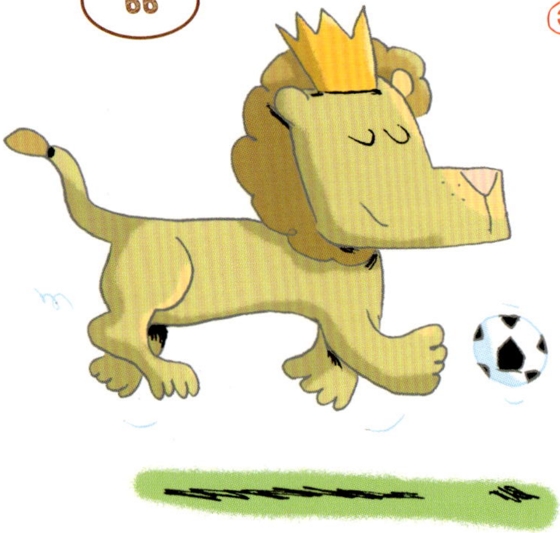

Contrairement aux autres Championnats européens, de nombreuses équipes peuvent prétendre décrocher le titre suprême anglais. Manchester United, Liverpool, Arsenal, Chelsea ou Manchester City accordent plus d'importance à leur Championnat qu'aux compétitions européennes. Leurs fans aussi, d'ailleurs !

67

Qui a inscrit le but le plus rapide en Coupe du monde ?

Le temps de lire la réponse à la question, et Hakan Şükür aura déjà marqué un but ! En 2002, la Turquie affronte la Corée du Sud pour la 3e place du Mondial. Une mauvaise passe en retrait des Coréens permet à l'attaquant turc de battre un record vieux de 40 ans, celui du but le plus rapide en Coupe du monde : 11 secondes !

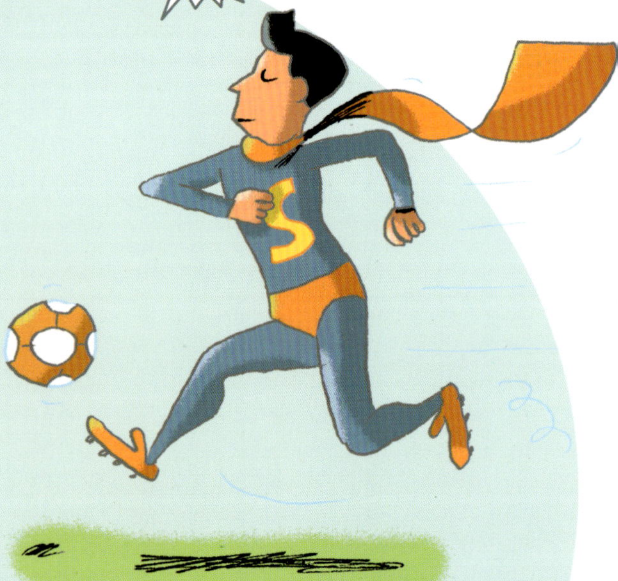

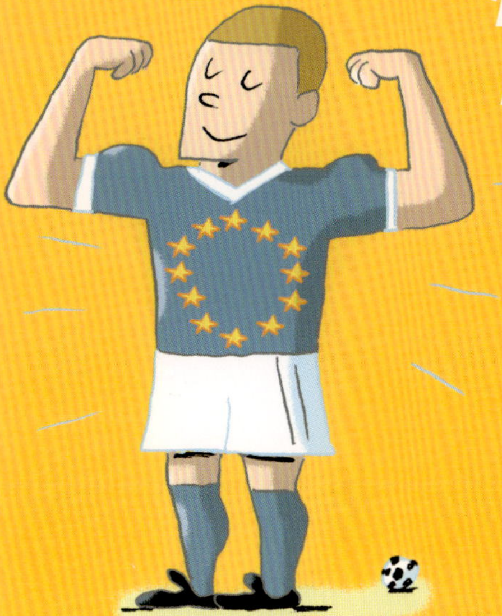

Pourquoi est-il plus difficile de remporter l'Euro que la Coupe du monde ?

68

C'est en Europe que l'on trouve les équipes les plus fortes au monde. Il y a moins de différences de niveau qu'en Coupe du monde, où tous les continents sont représentés. Dès le 1er tour de l'Euro, de grandes équipes s'affrontent. Voilà pourquoi l'Euro est une compétition difficile à remporter.

Quelles sont les plus grosses erreurs d'arbitrage ?

69

Si l'erreur est humaine, certaines sont lourdes de conséquences. La France n'aurait jamais dû se qualifier face à l'Irlande pour le Mondial de 2010. Sur le but français, Thierry Henry confond handball et football dans la surface de réparation et jongle avec la main. Plus anecdotique, en 2006, un arbitre sanctionne un joueur croate de 3 cartons jaunes ! Heureusement, l'arbitre prend sa retraite peu après...

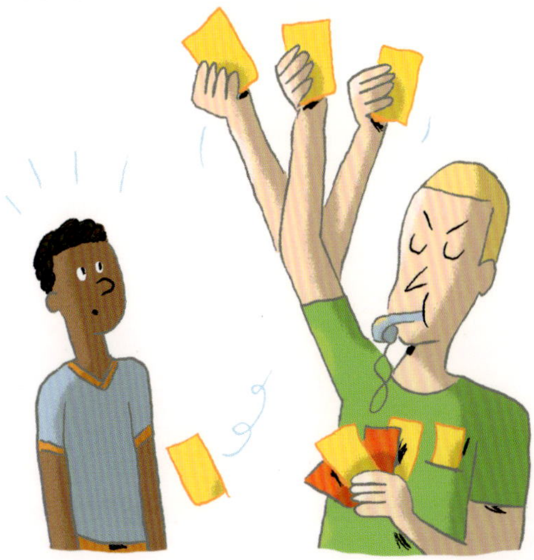

70

Pourquoi des journalistes ont-ils créé la Ligue des champions ?

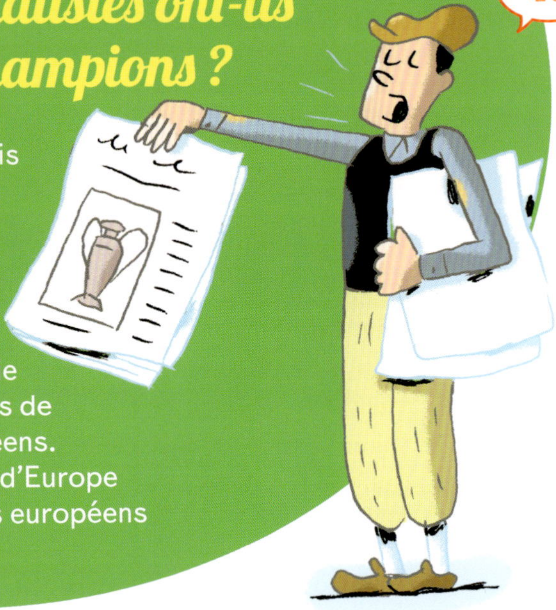

Un brin chauvin, le journal anglais *Daily Mail* titre en 1954 : « Wolverhampton : champion du monde des clubs » après une victoire contre Moscou. Le quotidien sportif français *L'Équipe* propose alors une vraie compétition entre les vainqueurs de tous les Championnats européens. Un an plus tard, la Coupe d'Europe des clubs champions européens voit le jour.

71

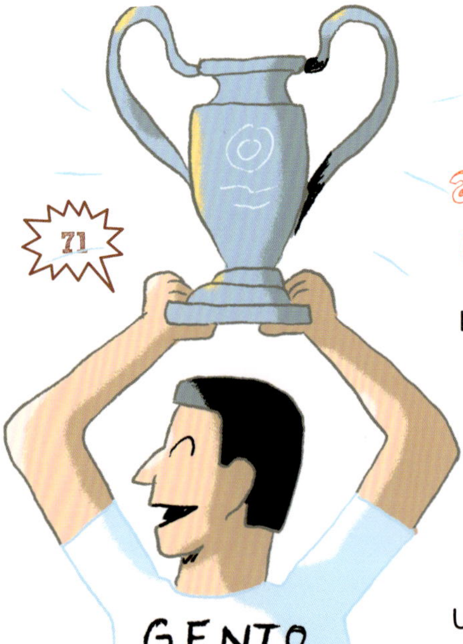

Quel joueur a remporté le plus de Champions League ?

La « Coupe aux grandes oreilles » est l'une des compétitions les plus difficiles à remporter. Le record absolu de victoires est détenu par l'Espagnol Francisco Gento avec le Real Madrid. Il a soulevé la Coupe 5 fois de 1956 à 1960 et une dernière fois en 1966. Un record difficile à battre aujourd'hui !

72

Pourquoi Marco Verratti est-il l'un des joueurs les plus précis du monde ?

Lors de la saison 2014-2015, Marco Verratti est le joueur de Ligue 1 qui a réussi le plus de passes. Avec 3 428 ballons touchés et 2 909 passes tentées, l'Italien a réussi près de 95 % des transmissions.

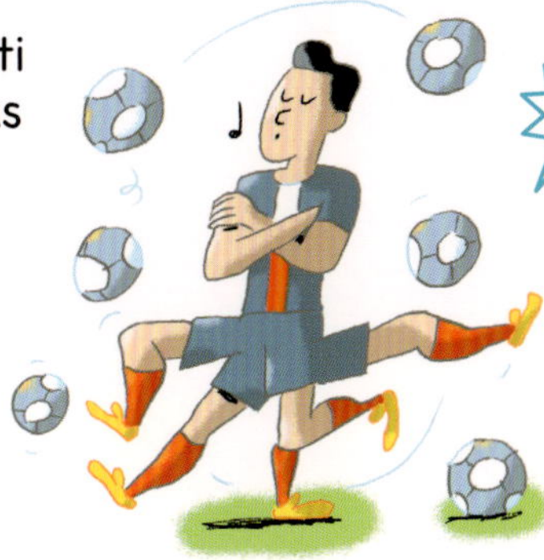

74

Quand le Championnat de France a-t-il été créé ?

Il a vu le jour le 11 septembre 1932 et s'appelait « Division nationale » avant de se nommer « Ligue 1 » en 2002. Avant 1932, les clubs étaient tous amateurs !

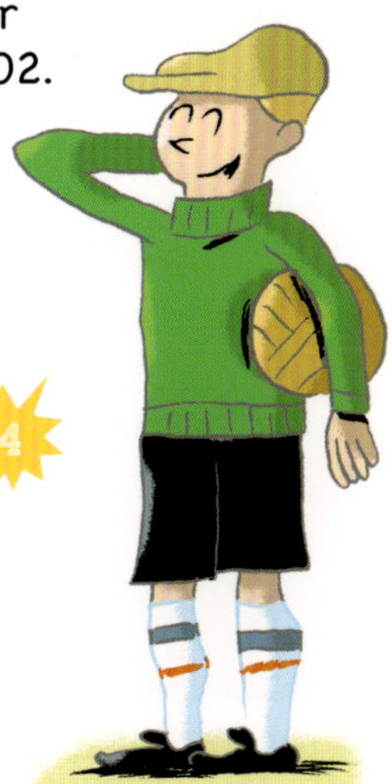

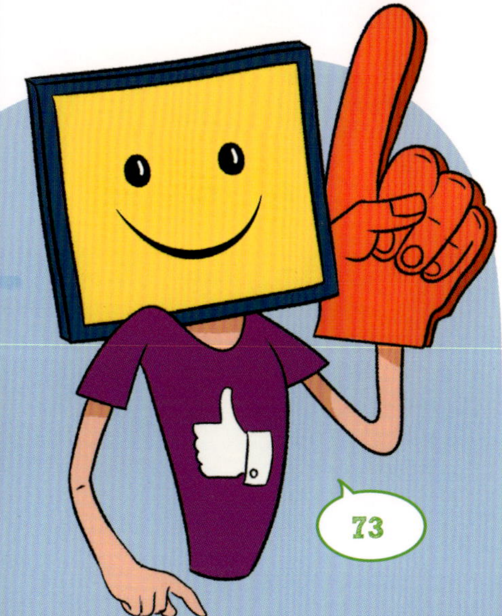

73

Quel club compte le plus de supporters dans le monde ?

Selon une enquête menée en 2013, Manchester United compte plus de 354 millions de supporters dans le monde. Sur Facebook, Barcelone a plus de 87 millions de fans et sur Twitter, le Real Madrid est suivi par 17 millions de followers.

Pourquoi Marco Materazzi a-t-il fait gagner à lui tout seul l'Italie en finale de la Coupe du monde ?

75

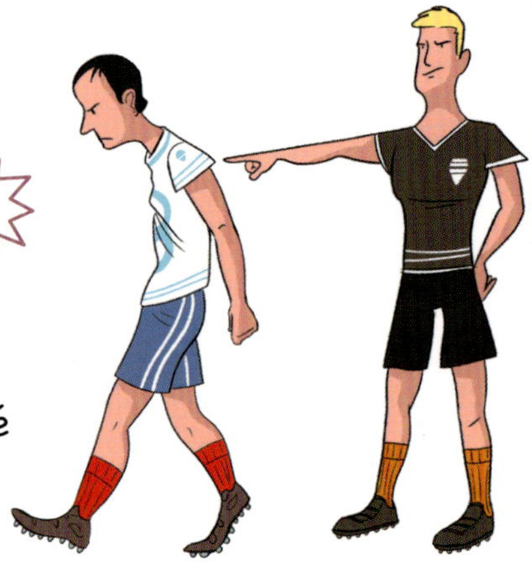

Il est vrai que Materazzi n'est pas un poète sur le terrain, mais, lors de la finale de 2006, le défenseur italien a égalisé de la tête, marqué le dernier penalty de l'Italie et surtout fait expulser Zidane. Alors oui, sans lui, le résultat n'aurait pas été le même !

76

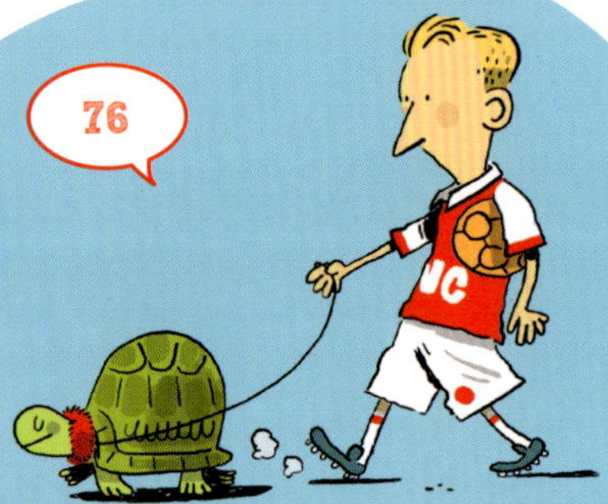

Pourquoi le joueur d'Arsenal Dennis Bergkamp a-t-il mis 2 jours pour aller jouer un match en Italie ?

Dennis Bergkamp déteste l'avion ! Lorsque son club anglais affronte, en 1999, le club italien de la Fiorentina, il décide de s'y rendre en voiture. Il mettra 2 jours à couvrir les 1 760 km.

Quelle équipe a dominé le football mondial ces dernières années ?

77

De 2008 à 2012, les Espagnols ont réussi à gagner 3 tournois majeurs consécutivement : Championnat du monde en 2010 et 2 Championnats d'Europe en 2008 et 2012. Aucune équipe n'avait réussi ce triplé exceptionnel.

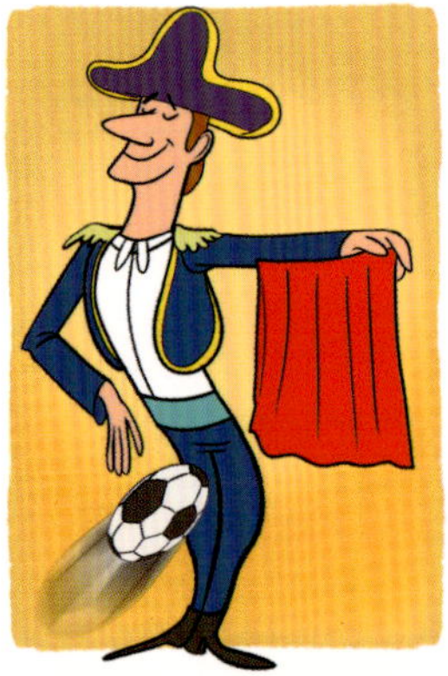

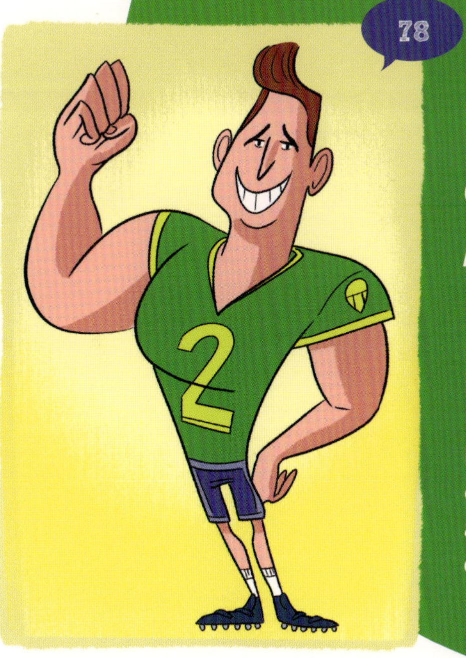

Pourquoi l'équipe du Brésil est-elle la meilleure du monde ?

Malgré ses deux dernières Coupes du monde ratées, la Seleção reste la meilleure équipe de l'histoire. Elle est la seule à avoir gagné 5 fois la coupe sur 4 continents différents et n'avoir raté aucune édition. Le Brésil a occupé la 1re place du classement FIFA de 1994 à 2006.

À quelle époque sont apparus les remplaçants ?

79

Le fait de remplacer un joueur blessé par un autre est relativement récent. Avant 1932, impossible pour un entraîneur de faire entrer un remplaçant. Et jusqu'en 1967, un footballeur ne peut être remplacé que s'il est incapable physiquement de finir la partie. Aujourd'hui, les entraîneurs peuvent faire entrer 3 joueurs lors d'un match officiel et 6 pendant un match amical.

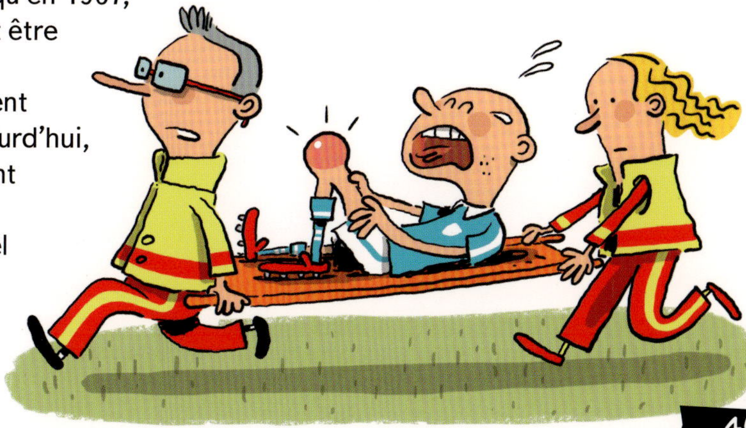

80

Pourquoi le génial Éric Cantona n'a-t-il jamais participé à un Mondial ?

Sélectionné de nombreuses fois en équipe de France, Cantona a raté toutes les Coupes du monde avec les Bleus. En 1993, la France est éliminée lors des qualifications par la Bulgarie et en 1998, il est écarté de la sélection à cause de son mauvais caractère !

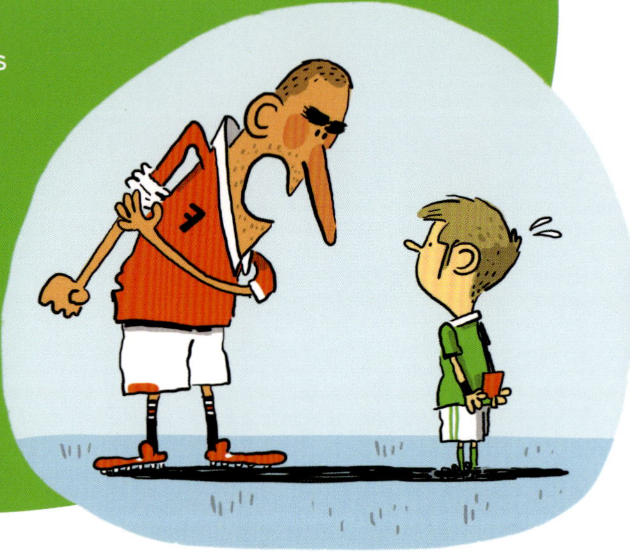

81

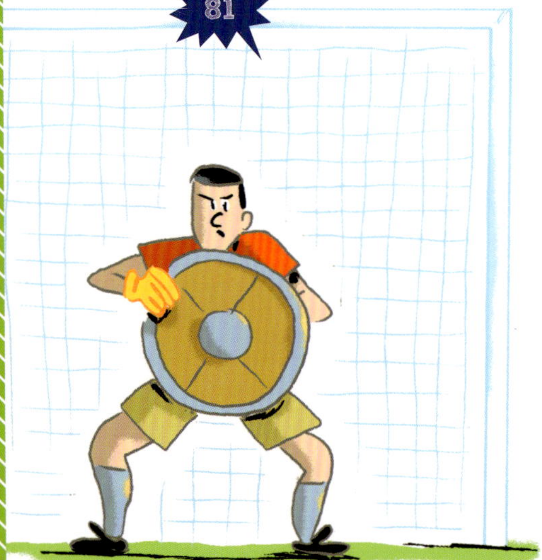

Pourquoi les gardiens italiens sont-ils réputés dans le monde entier ?

Pas de grande équipe sans bon gardien. L'équipe d'Italie est réputée pour son jeu défensif et la qualité de ses gardiens. Trois goals sont entrés dans la légende : Dino Zoff, Walter Zenga et Gianluigi Buffon, qui est, lui, toujours en activité au PSG.

Quel club est resté le plus longtemps en 1re division française ?

Si le PSG évolue en Ligue 1 depuis 1974 (soit 42 années), le record de longévité est détenu par le Football Club Sochaux-Montbéliard et l'Olympique de Marseille. Les deux équipes ont évolué au sommet durant 66 ans.

82

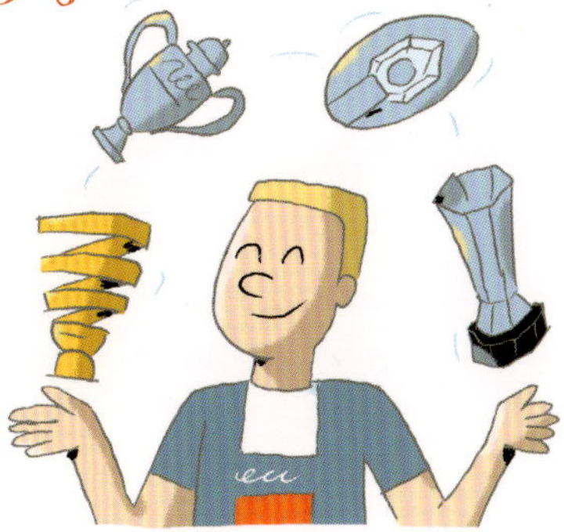

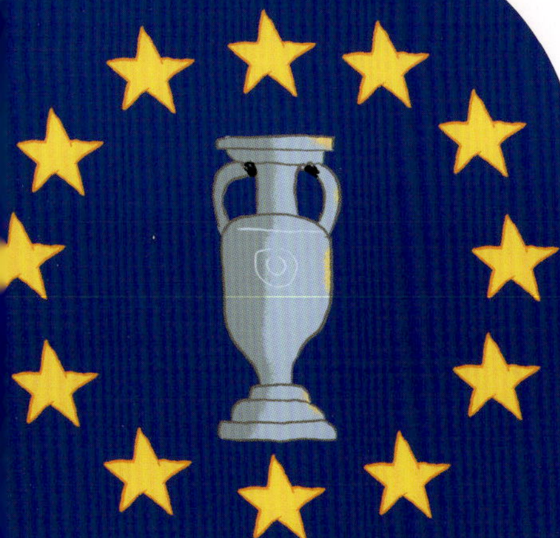

Quel record détient Cavani au PSG ?

Celui du meilleur buteur de l'histoire du club, devant le Suédois Zlatan Ibrahimovic (156 buts) et le Portugais Pauleta (109 buts).

83

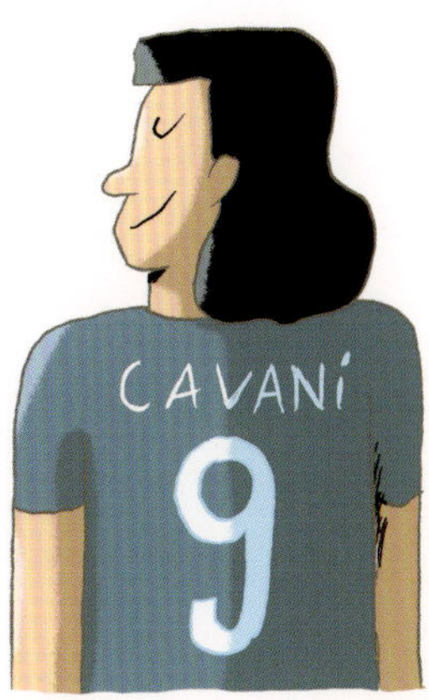

Quand l'Euro a-t-il été créé ?

84

C'est en 1960 que l'UEFA (Union des associations européennes de football) décide de créer cette compétition. Organisée tous les 4 ans, en alternance avec la Coupe du monde, la Coupe d'Europe des nations change de nom en 1968 pour « Championnat d'Europe des nations ». On l'appelle aussi l'« Euro » dans le langage commun.

L'équipe de Belgique

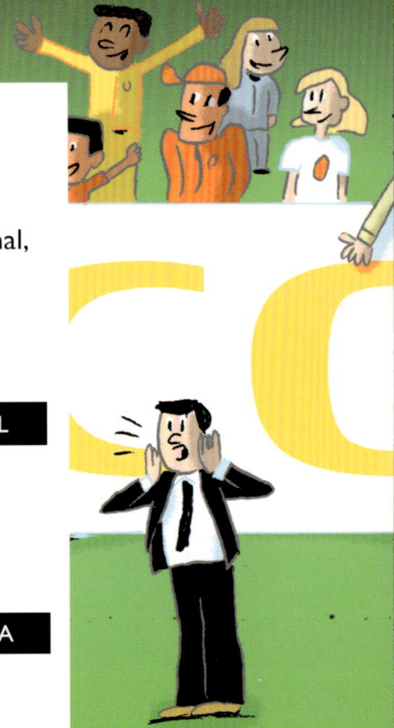

Sa belle troisième place, à la dernière Coupe du monde en Russie, conforte la Belgique comme n° 1 au classement FIFA. La génération dorée des Hazard, Lukaku et Courtois est pourtant toujours en quête d'un premier titre international, mais ses prestations laissent augurer de beaux lendemains pour ce petit pays de 11 millions d'habitants.

DRAPEAU DU PAYS

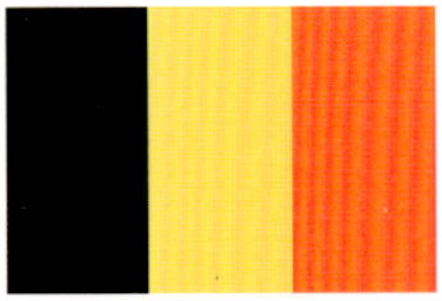

SURNOM

Les Diables rouges

STADE HABITUEL

Stade Roi Baudouin à Bruxelles

EMBLÈME

CLASSEMENT FIFA

1er

au 09/12/2018

MAILLOT

Rouge ou bleu ciel

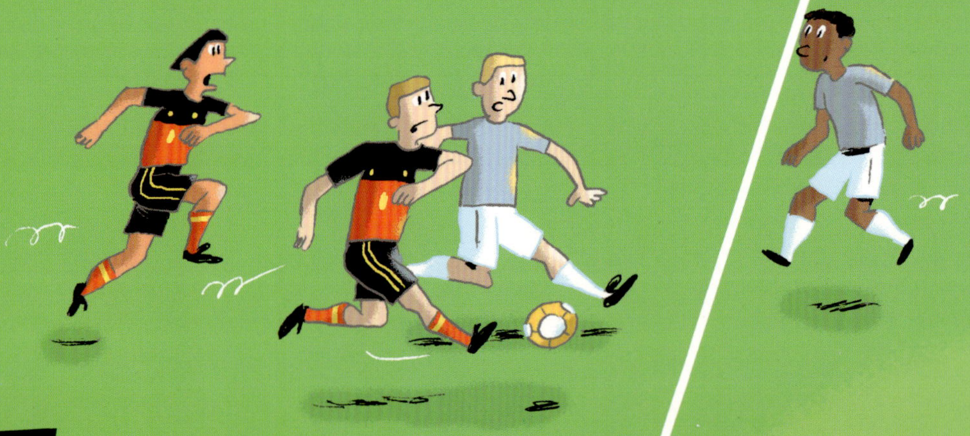

Points forts

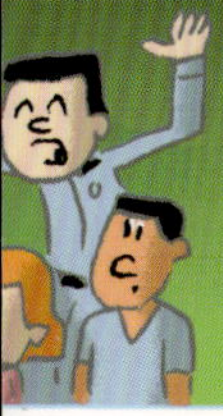

De fortes personnalités (Eden Hazard, Romelu Lukaku) au service du collectif.

Une équipe qui construit sa légende en battant le Brésil en quart de finale de Coupe du monde, c'est bon pour la confiance.

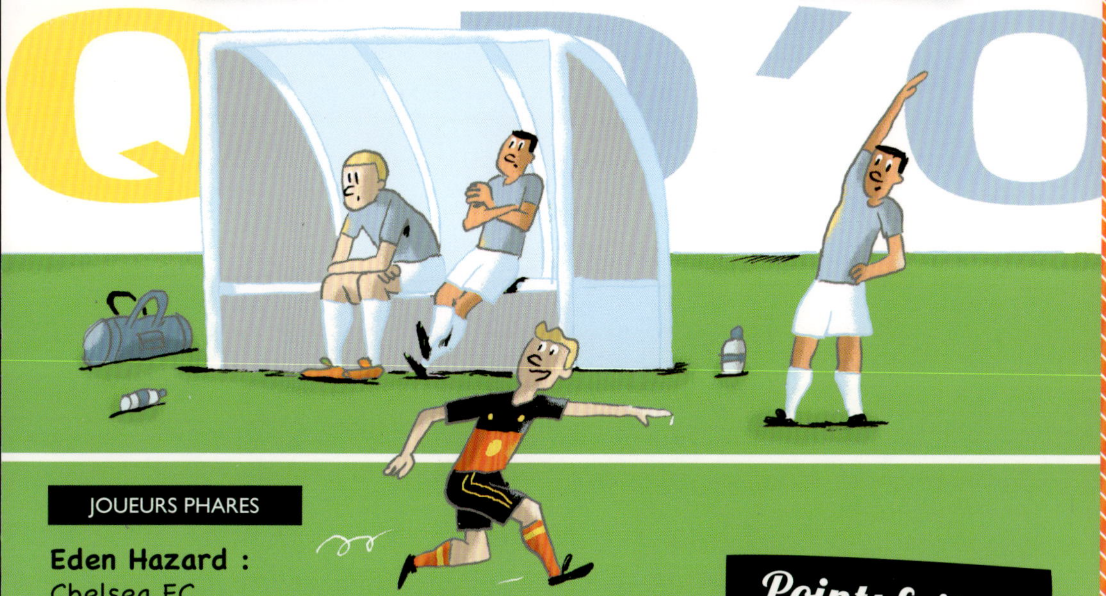

JOUEURS PHARES

Eden Hazard : Chelsea FC

Romelu Lukaku : Manchester United

Thibaut Courtois : Chelsea FC

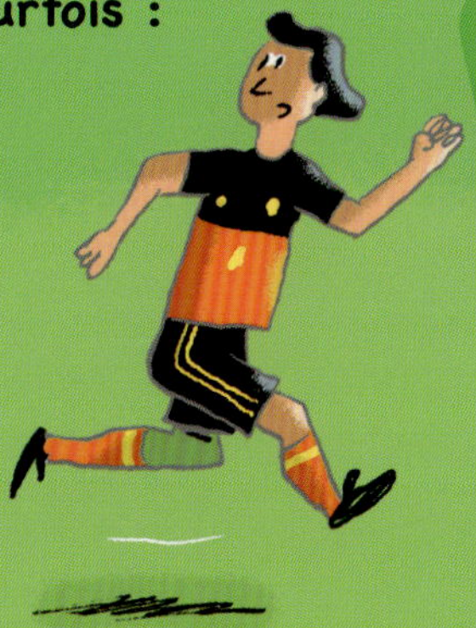

Points faibles

Souvent qualifiée dans les grands tournois internationaux, la Belgique n'a jamais décroché le moindre titre.

Un excès de confiance et de suffisance contre les équipes plus faibles qui peut jouer des tours.

Une équipe de football est-elle toujours composée de 11 joueurs ?

85

Si l'on parle de 11 hommes sur le terrain, il ne faut pas oublier les remplaçants. En fait, une équipe compétitive se doit de disposer d'une vingtaine de joueurs. Mais il existe aussi le football à 7 et le football en salle, qui se pratique à 5 !

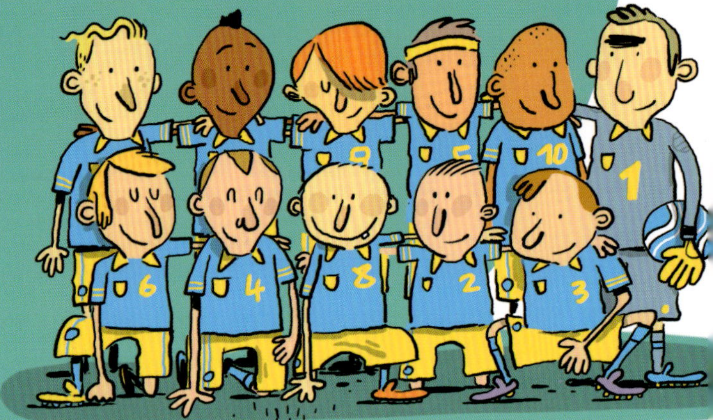

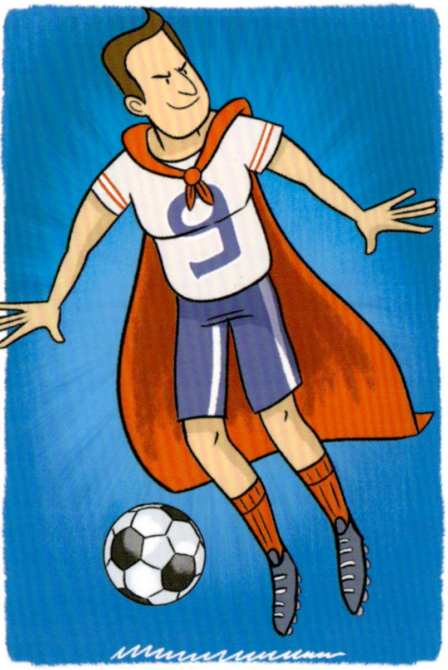

Pourquoi Johan Cruijff est-il le meilleur joueur européen des années 1970 ?

86

Premier joueur à emporter 3 fois le Ballon d'or (en 1971, 1973 et 1974), le Néerlandais a joué dans les 2 meilleures équipes des années 1970 : l'Ajax d'Amsterdam et Barcelone. On le surnommait le « Hollandais volant » ou « El Salvador » (« le Sauveur »). L'attaquant a tout gagné sauf la finale de la Coupe du monde.

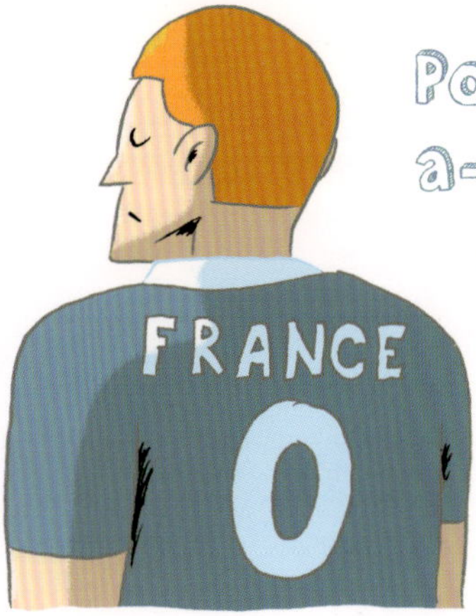

Pourquoi la France a-t-elle été la risée du public en 2010 ?

87

Qualifiée de justesse, l'équipe de France arrive désunie au Mondial africain. Les joueurs refusent de descendre du bus pour s'entraîner avant leur dernier match, sous les caméras du monde entier. Les Bleus sont éliminés au 1er tour sans avoir gagné un seul match.

Pourquoi la Juventus de Turin est-elle surnommée la « Vieille Dame » ?

On peut s'appeler la « jeunesse de Turin » et être surnommé la « Vieille Dame » ! La preuve avec ce club mythique italien, surnommé ainsi en signe de respect. La Juve, l'une des équipes les plus titrées d'Europe, dépasse les 120 ans !

88

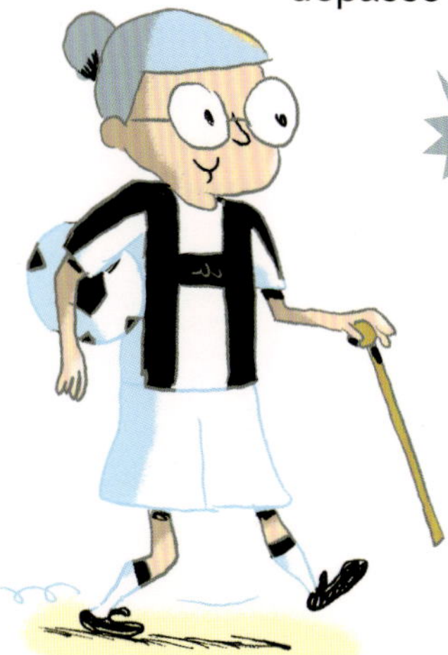

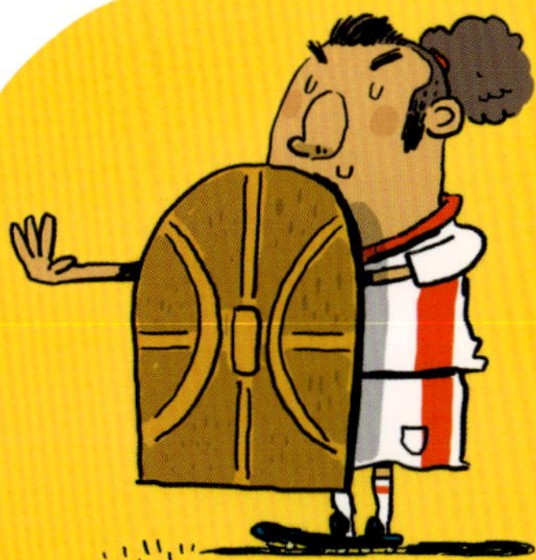

Pourquoi l'équipe des Samoa a-t-elle la pire défense du monde ?

89

Le 11 avril 2001, lors des qualifications pour la Coupe du monde 2002, l'Australie bat l'équipe des Samoa sur le score incroyable de 31 à 0. L'Australien Archie Thompson a inscrit à lui seul 13 buts, un autre record.

90

Pourquoi Messi est-il une vraie légende ?

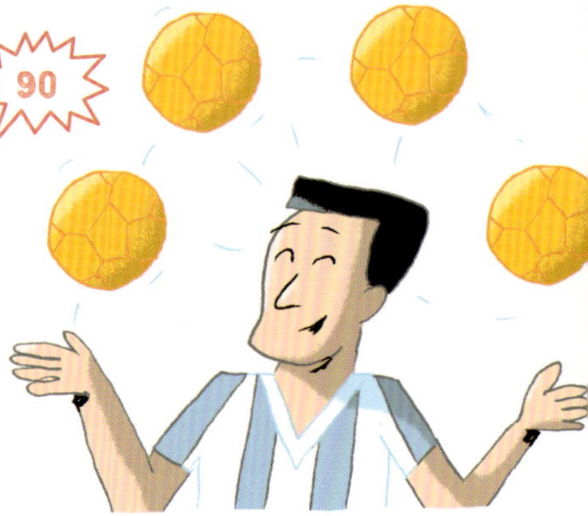

L'Argentin fait tomber les records les uns après les autres. Le joueur de Barcelone est le meilleur buteur de l'histoire du championnat espagnol et de la Ligue des champions. Il est surtout le seul à avoir décroché 4 Ballons d'or consécutifs. Et sa carrière est encore loin d'être finie !

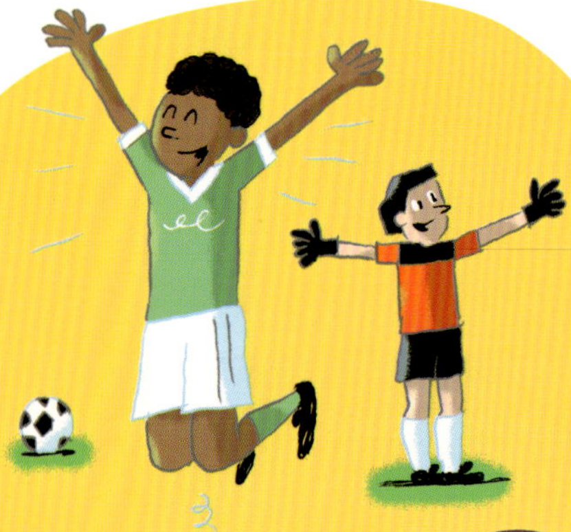

91

Pourquoi l'Inde a-t-elle renoncé à une Coupe du monde ?

En 1950, l'Inde réussit l'exploit de se qualifier pour la Coupe du monde mais préfère décliner l'invitation. La raison ? Le règlement interdit de jouer pieds nus !

92

Quelle équipe est la plus titrée du Championnat français ?

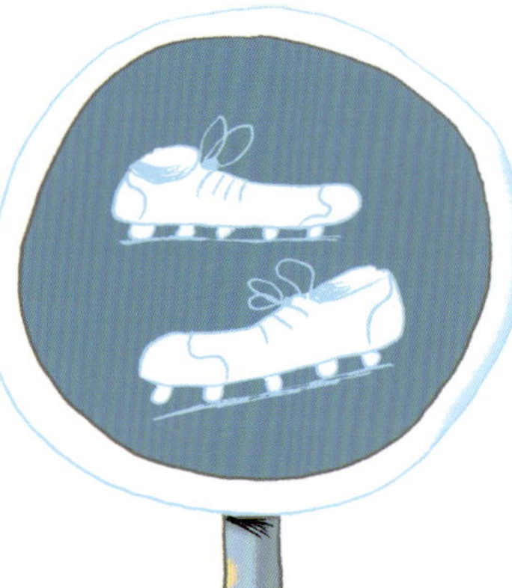

L'AS Saint-Étienne est le club le plus couronné, avec 10 titres de champion de France. Sa dernière victoire remonte tout de même à 1981. Deux clubs le suivent de très près : Marseille avec 9 titres et Nantes avec 8.

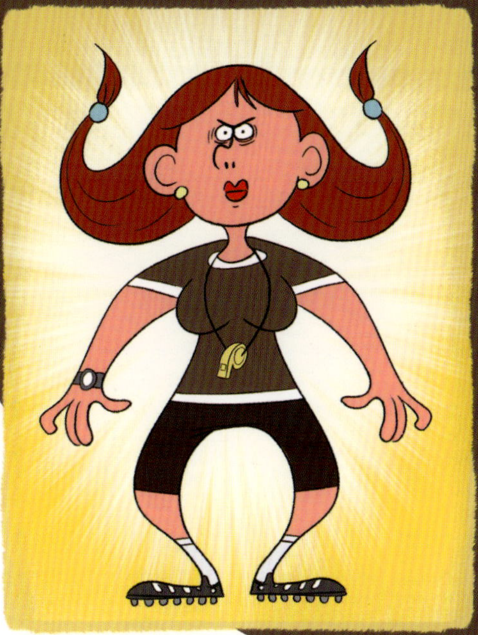

93

Une femme peut-elle arbitrer un match d'hommes ?

Absolument. En France, Nelly Viennot est la 1re femme arbitre de touche en 1996, lors d'un PSG-Martigues. À cause de quelques centimètres manquants, elle a été recalée pour arbitrer la Coupe du monde 2006. La Suisse Nicole Petignat est, quant à elle, la 1re femme à arbitrer une rencontre européenne en 2003.

Pourquoi le Hongrois László Kubala a-t-il révolutionné son sport ?

94

Le Hongrois est l'un des rares joueurs à avoir porté le maillot de 3 équipes nationales (Hongrie, Tchécoslovaquie et Espagne). Le mythique stade Camp Nou, à Barcelone, a été construit à sa gloire. Enfin, seul Messi a marqué plus de buts que lui sous le maillot du Barça, notamment grâce à ses coups francs directs. Une vraie révolution dans les années 1950 !

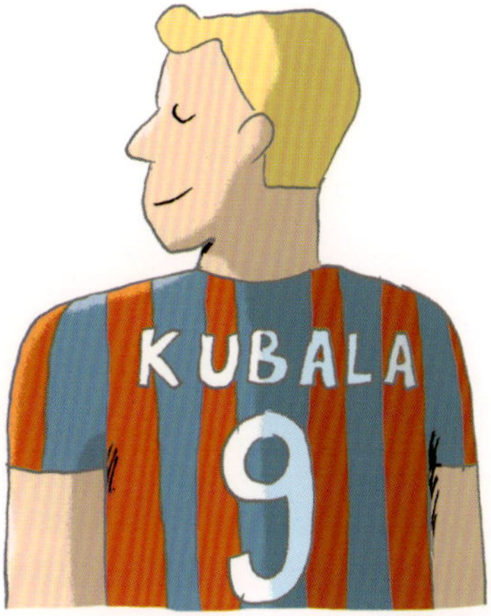

Quel est le plus petit championnat du monde ?

95

C'est celui des îles Scilly, un archipel au sud de l'Angleterre. Les 2 seules équipes du coin, Woolpack Wanderers et Garrison Gunners, s'affrontent plus de 20 fois dans la saison. Les capitaines tirent à pile ou face la composition des équipes !

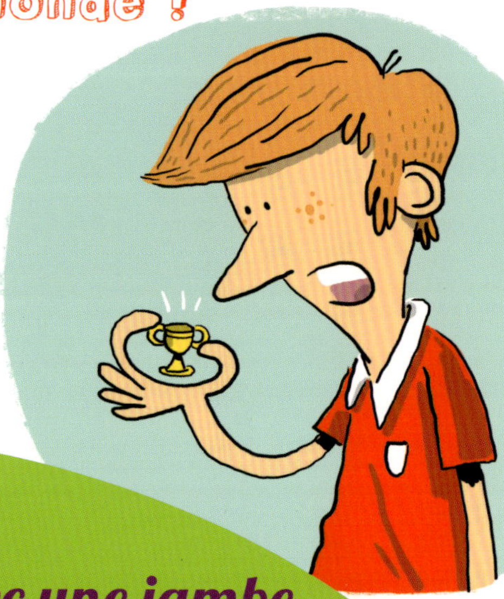

Peut-on devenir une star de foot avec une jambe plus courte que l'autre ?

96

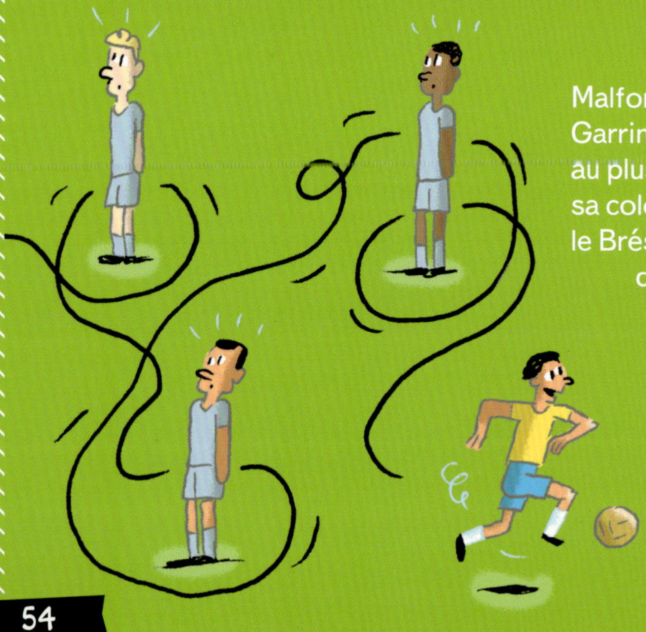

Malformé de naissance, Garrincha n'aurait jamais dû jouer au plus haut niveau. En plus de sa colonne vertébrale tordue, le Brésilien a une jambe plus courte que l'autre de 6 cm. Ses handicaps ne l'empêcheront pas de devenir double champion du monde en 1958 et 1962. Il est considéré comme le plus grand dribleur de tous les temps !

Pourquoi, en 1996, de nouveaux pays adhèrent-ils à la compétition européenne ?

La chute du mur de Berlin en 1989 a eu des conséquences importantes, dont l'émergence de nouveaux pays en Europe. Ainsi, dès l'Euro 92, l'ex-URSS joue sous la bannière de la CEI (Communauté des États Indépendants) et plus tard, sous le nom de Russie. Pour l'Euro 96, la Croatie et la République tchèque (finaliste malheureuse) sont les nouveaux pays participants.

97

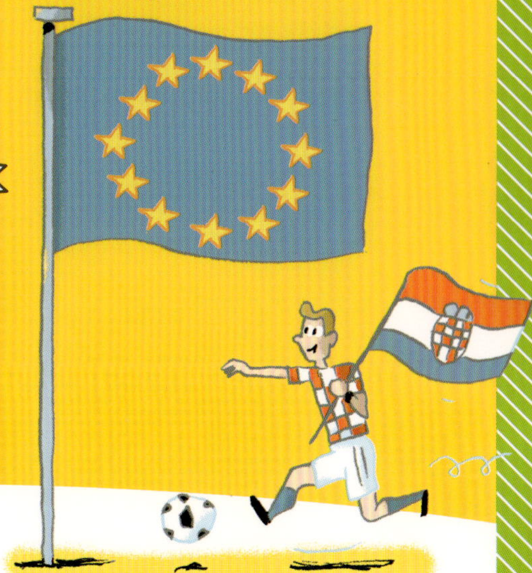

Pourquoi Xabi Alonso est-il irremplaçable au Bayern de Munich ?

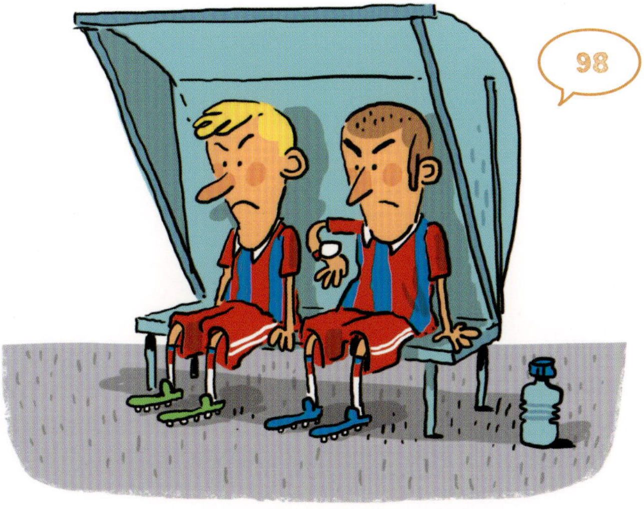

98

Le défenseur espagnol, transféré au Bayern de Munich en 2014, est le joueur européen qui distribue le plus de ballons par match. Le journal espagnol *Marca* a calculé qu'il a effectué 125 passes par match et a touché près de 800 ballons en 6 matchs.

Pourquoi le « docteur Sócrates » est-il une légende au Brésil ?

99

Si Sócrates était l'un des meilleurs milieux de terrain brésiliens dans les années 1980, sa renommée va au-delà du terrain. Médecin et footballeur, il a milité toute sa vie contre la dictature dans son pays. Lors de la finale de la Coupe du Brésil en 1983, il porte un maillot sur lequel est inscrit : « Gagner ou perdre, mais toujours en démocratie ! »

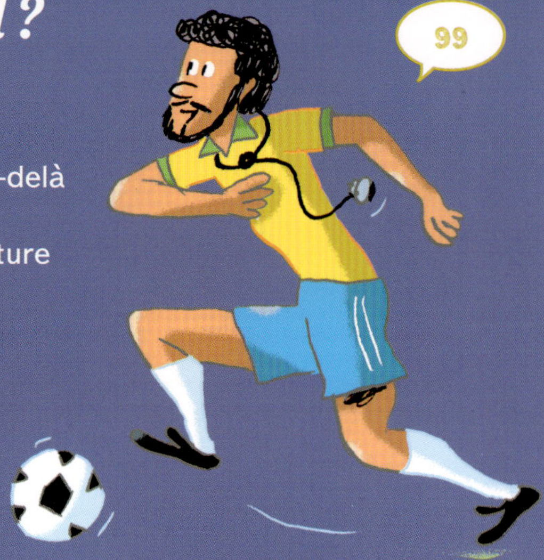

100

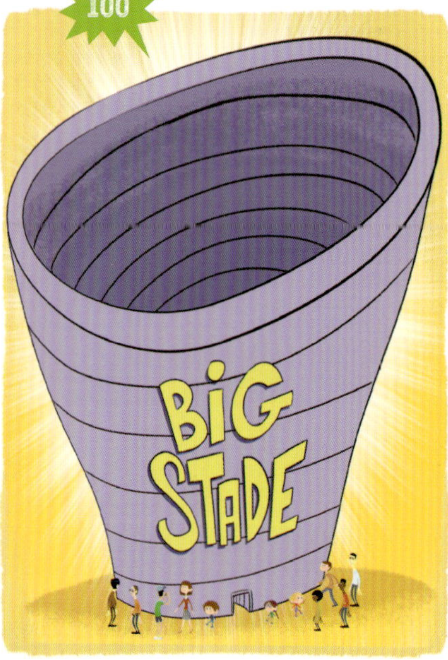

Quels sont les plus grands stades au monde ?

Si le football est une religion en Amérique du Sud, avec des stades mythiques comme le Maracanã au Brésil, c'est en Asie que l'on construit aujourd'hui les plus grands stades. La Corée du Nord avec son stade du 1er-Mai (150000 places) devance le Salt Lake Stadium de Calcutta, en Inde, et ses 120 000 places.

101

Quel grand joueur a perdu toutes ses finales de Coupe du monde ?

L'Allemand Karl-Heinz Rummenigge, double Ballon d'or, est l'un des rares footballeurs au monde à avoir joué 2 finales de Coupe du monde (en 1982 et 1986) sans en gagner aucune.

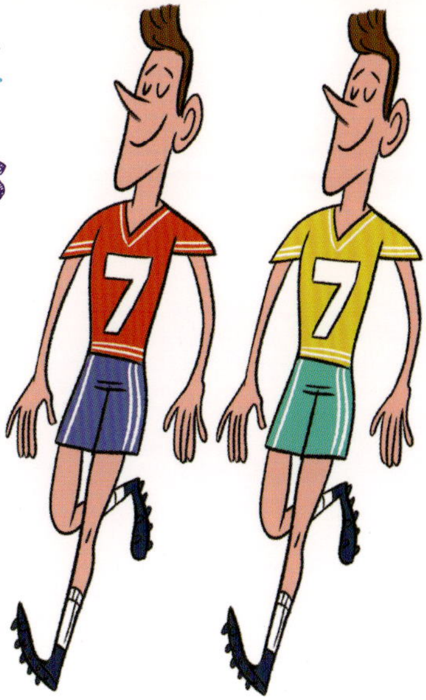

Peut-on expulser un arbitre ?

102

Bien entendu. En 2012, l'arbitre anglais Tony Wells a expulsé son arbitre de touche qui lui reprochait d'avoir sifflé un penalty. Plus surprenant, l'arbitre anglais Martin Sylvester s'est expulsé lui-même après avoir frappé un joueur.

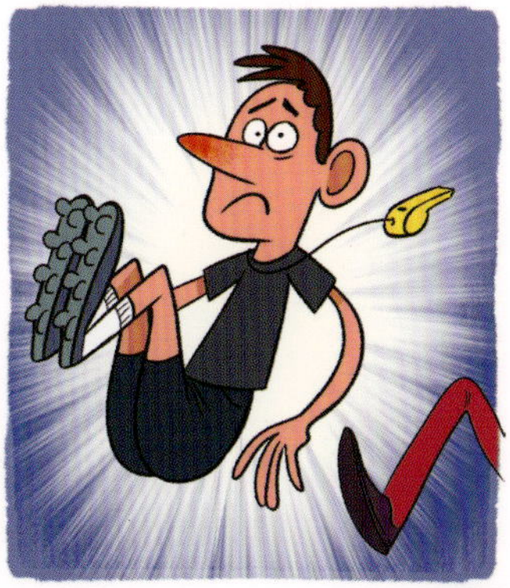

Quelle est la plus vieille compétition internationale ?

103

C'est la Copa América, la Coupe d'Amérique du Sud. Elle a été créée en 1910 et ne rassemblait, à l'époque, que 3 équipes : l'Uruguay, le Chili et le 1er vainqueur, l'Argentine.

Qui est le 1er Français à remporter le Ballon d'or ?

104

Son nom est Kopa, Raymond Kopa ! Ce joueur, l'équivalent dans les années 1950 d'un Zidane ou d'un Platini, est le 1er Français à remporter le Ballon d'or en 1958. Preuve de sa régularité, il est le seul à figurer 4 saisons d'affilée parmi les 3 joueurs nommés pour le Ballon d'or... Seul Messi a fait aussi bien !

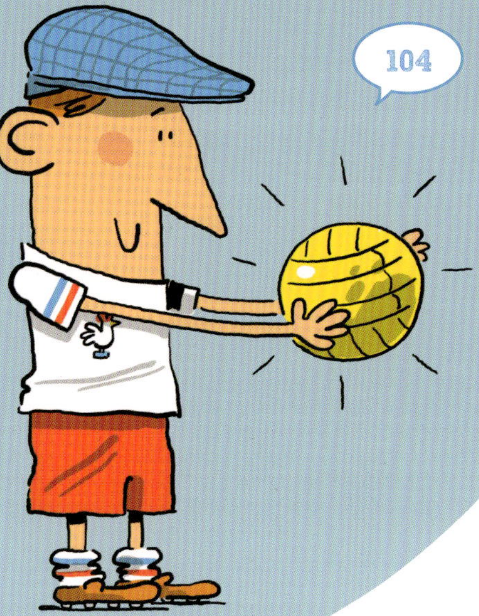

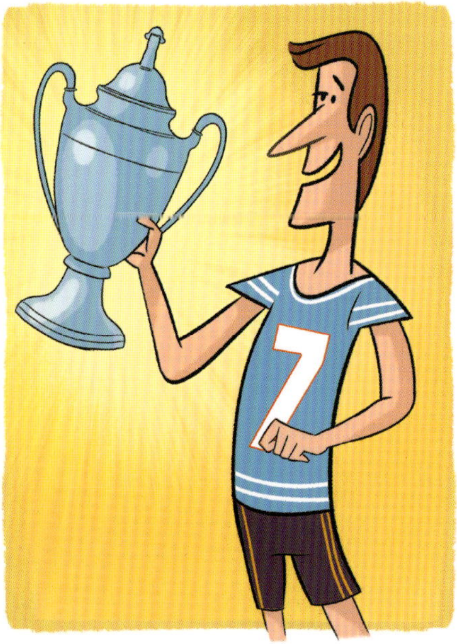

Qui a créé la Coupe de France ?

105

La Coupe de France a été créée le 15 janvier 1917 par le secrétaire général du Comité français interfédéral (ancêtre de la Fédération française de football), Henri Delaunay. L'idée est de permettre à tous les clubs de foot, petits ou grands, de participer à une même compétition. Lors de la 1re édition, 48 clubs étaient inscrits, ils sont plus de 7 000, aujourd'hui.

Pourquoi Lucien Laurent est-il connu ?

106

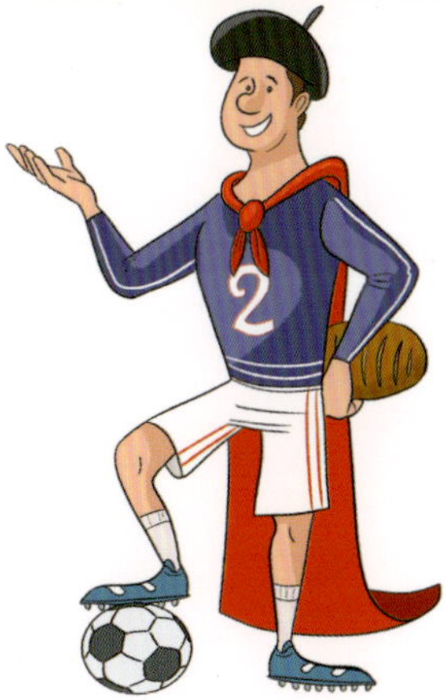

Lucien Laurent est un joueur français de niveau moyen qui a marqué le football en étant le 1er buteur de la Coupe du monde, en 1930.

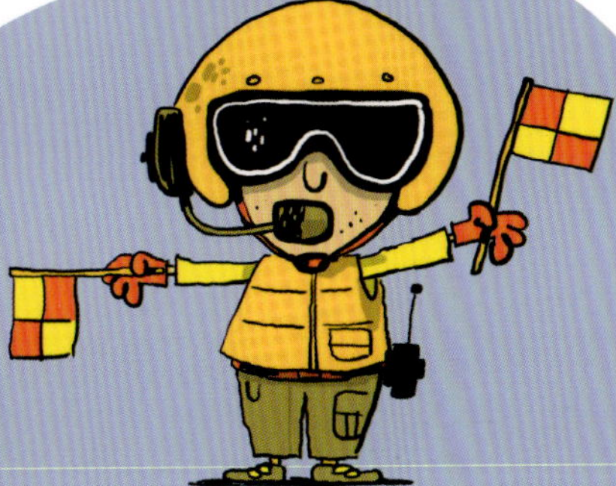

Pourquoi l'Allemagne est-elle entrée dans l'histoire de la Coupe du monde ?

La Mannschaft, championne du monde en titre, a ridiculisé le Brésil chez elle en demi-finale de Coupe du monde en 2014 par le score impressionnant de 7 à 1. Du jamais vu à ce stade de la compétition !

Pourquoi a-t-on introduit des cartons ?

107

En 1966, l'Angleterre affronte l'Argentine pour une place en demi-finale de Coupe du monde. L'arbitre allemand avertit oralement 2 joueurs anglais et expulse un joueur argentin dans une grande confusion. Il faut trouver un moyen clair, au-delà de la langue, de se comprendre. Un arbitre anglais, Ken Aston, trouve la solution en observant les feux de circulation : le feu jaune prévient les automobilistes qu'il faut ralentir et le rouge qu'il faut s'arrêter. Les cartons jaune et rouge font leur apparition 4 ans plus tard.

108

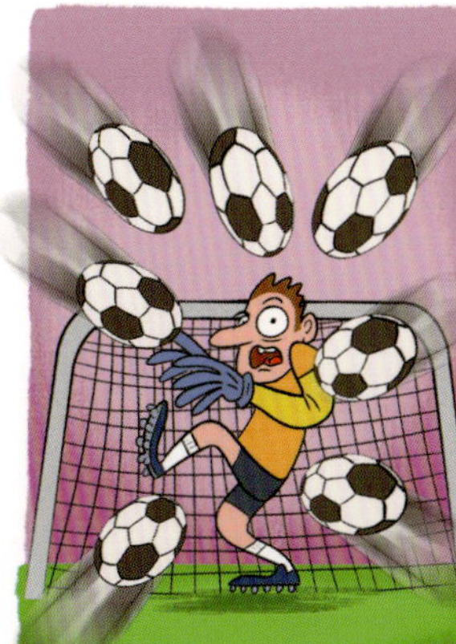

L'équipe d'Espagne

Après avoir dominé le football mondial entre 2008 et 2012, les Espagnols sont en plein doute et en pleine reconstruction, comme l'Allemagne. Leur technicité assez stérile ne fait plus peur à grand monde, et la Roja va devoir renouveler ses joueurs et son fond de jeu. Un sacré chantier !

DRAPEAU DU PAYS

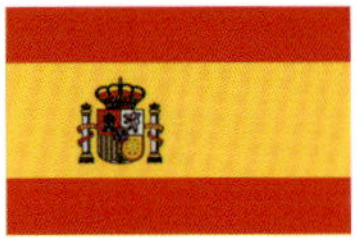

EMBLÈME

STADE HABITUEL

Stades Santiago Bernabéu ou Camp Nou

SURNOM

La Roja (la « Rouge ») ou la Selección (la « Sélection »)

PALMARÈS

Championne du monde en 2010

Vainqueur du Championnat d'Europe en 1964, 2008 et 2012

MAILLOT

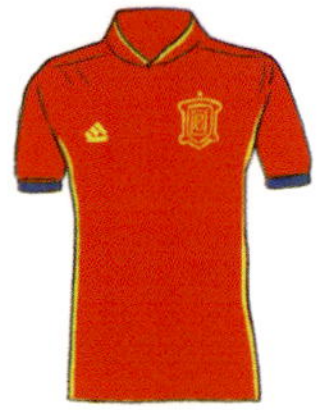

Rouge ou blanc tacheté de jaune et rouge

CLASSEMENT FIFA

9e

au 09/12/2018

JOUEURS PHARES

Marco Asensio : Real Madrid
Isco : Real Madrid
Alvaro Morata : Juventus de Turin

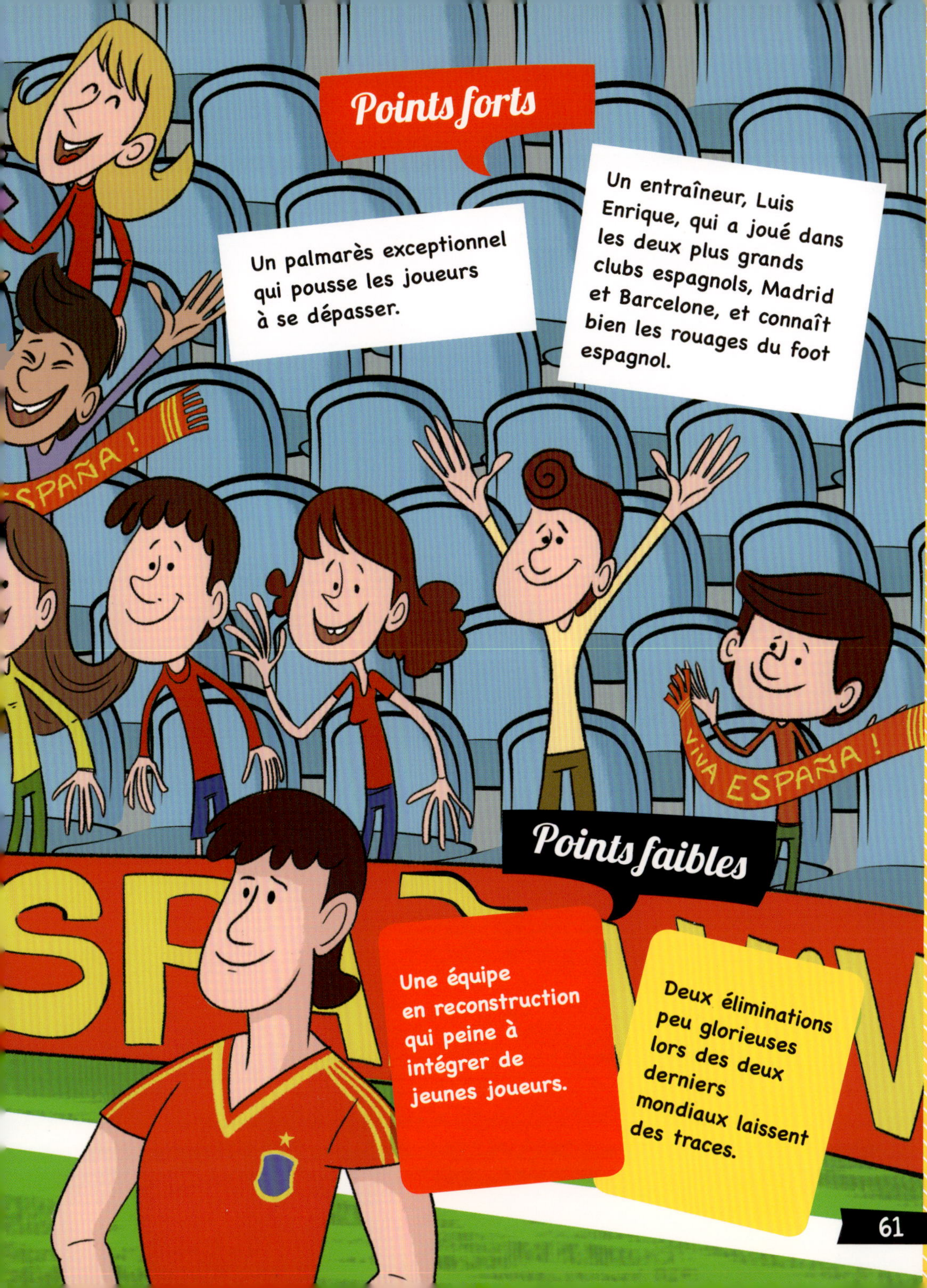

Points forts

Un palmarès exceptionnel qui pousse les joueurs à se dépasser.

Un entraîneur, Luis Enrique, qui a joué dans les deux plus grands clubs espagnols, Madrid et Barcelone, et connaît bien les rouages du foot espagnol.

Points faibles

Une équipe en reconstruction qui peine à intégrer de jeunes joueurs.

Deux éliminations peu glorieuses lors des deux derniers mondiaux laissent des traces.

Quels sont les points communs entre Panenka, Papin et Madjer ?

109

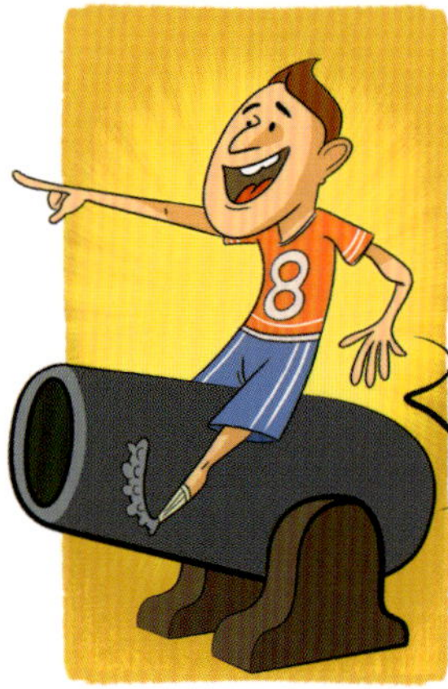

Certains joueurs inventent des gestes qui portent leur nom : les penalties piqués de Panenka, les boulets de canon de Papin (les « papinades ») ou la talonnade transformée en but de Madjer. Une belle façon de graver son nom pour l'éternité.

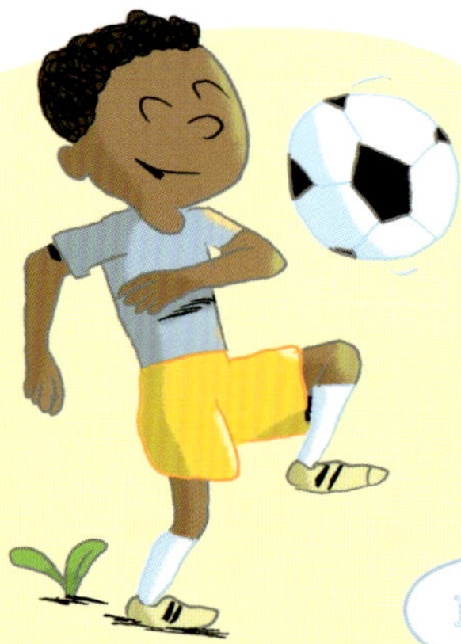

Pourquoi le PSG est-il le doyen de la Ligue 1 ?

111

Créé en 1970, le PSG a intégré la 1re division en 1974 et n'a jamais quitté l'élite depuis. Le club domine le football français en emportant tous les titres nationaux en 2015, 2016 et 2018.

110

Pourquoi l'édition 2010 de la Coupe du monde est-elle historique ?

La 19e édition est historique à plus d'un titre. C'est tout d'abord la 1re fois qu'elle se déroule sur le continent africain, en Afrique du Sud. C'est également la 1re fois qu'un pays européen, l'Espagne, remporte le titre sur un autre continent.

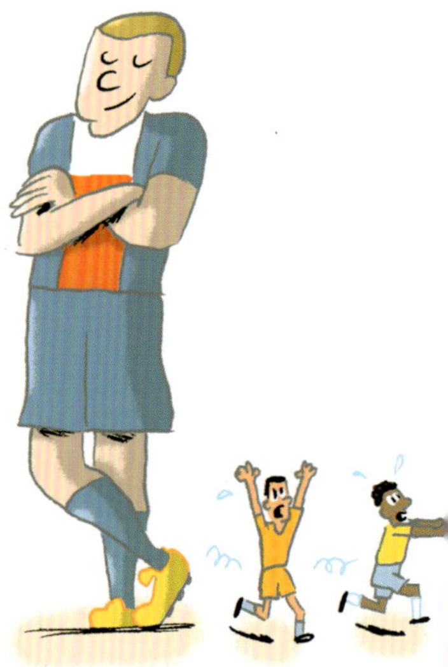

Quelle est la meilleure équipe d'Espagne ?

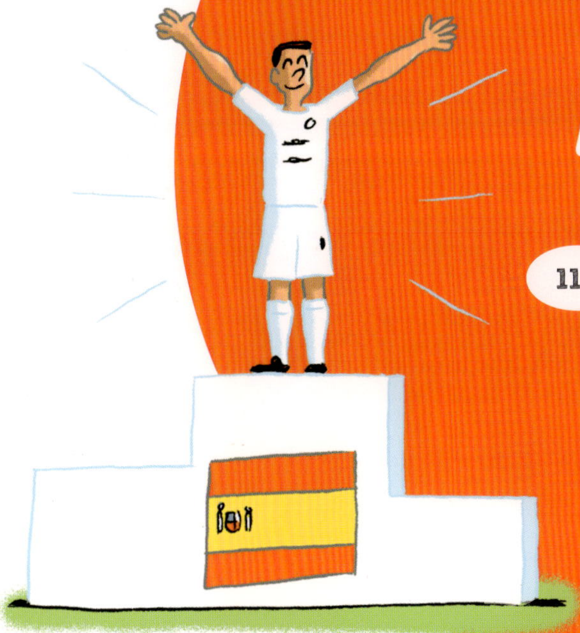

112

Le titre de champion d'Espagne se joue souvent entre Madrid et Barcelone. Le Real Madrid en compte 33 contre 25 pour le Barça. Mieux encore, le Real domine largement son adversaire, avec 13 Ligues des champions contre 5 pour Barcelone. Le Real est donc vraiment la meilleure équipe d'Espagne !

Pourquoi le football est-il le sport le plus populaire au monde ?

113

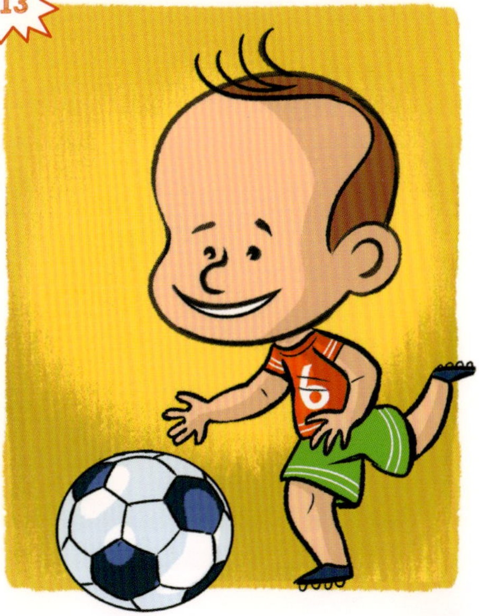

Si on lance une balle à un enfant qui sait à peine marcher, son 1er réflexe sera de taper dedans. La simplicité du jeu, les possibilités infinies de variantes (goal à goal, 2 contre 2, passe à 10, etc.) et de lieux où jouer au football (stades, rues, plages) en font un sport pratiqué aux quatre coins de la planète. La télévision a aussi permis de le rendre universel.

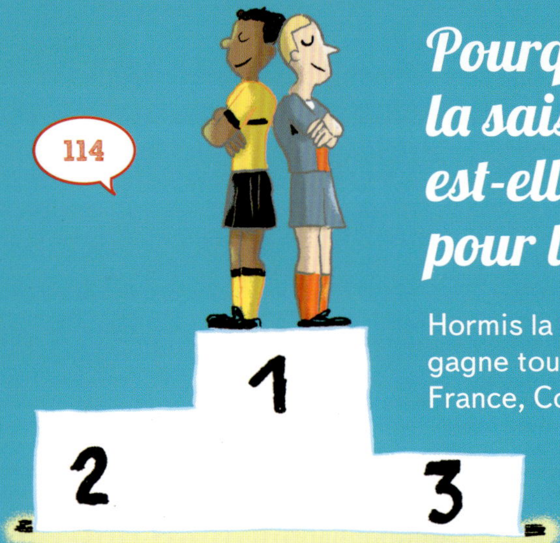

Pourquoi la saison 2014-2015 est-elle historique pour le PSG ?

Hormis la Ligue des champions, le PSG gagne tous les trophées : Championnat de France, Coupe de France, Coupe de la Ligue et Trophées des champions. Aucune équipe française n'avait récolté une telle moisson !

Quel est le but le plus lointain inscrit par un joueur ?

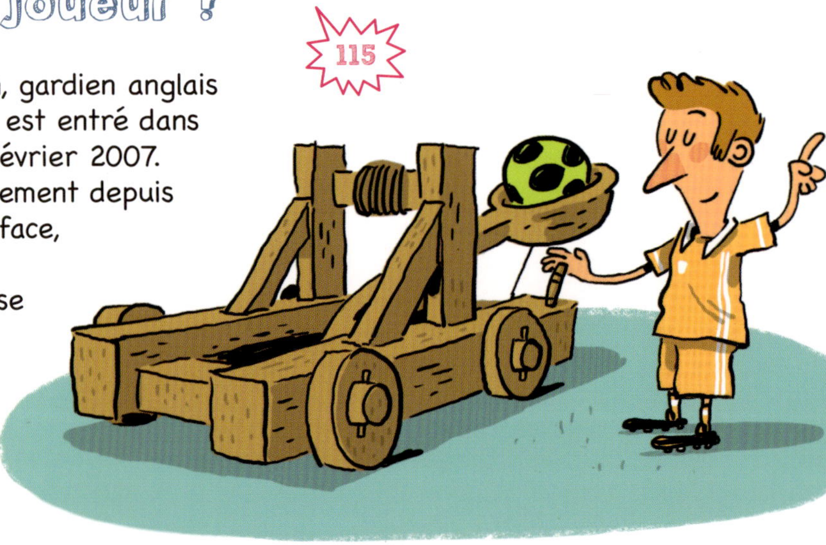

Paul Robinson, gardien anglais de Tottenham est entré dans l'histoire en février 2007. Sur un dégagement depuis sa propre surface, il surprend le goal adverse et inscrit le but le plus lointain : près de 90 mètres !

116

Quel joueur a joué 2 finales de Coupe du monde avec 2 équipes différentes ?

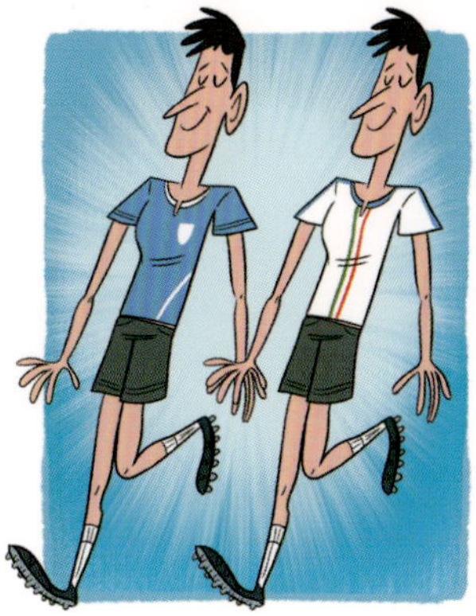

Incroyable destin que celui de Luis Monti, d'origine italienne mais né à Buenos Aires. Il perd contre l'Uruguay en finale de la 1re édition de la Coupe du monde sous le maillot de l'Argentine. Il devient italien en 1932 et gagne cette fois en finale. Il est le seul joueur à avoir disputé 2 finales sous 2 maillots différents.

117

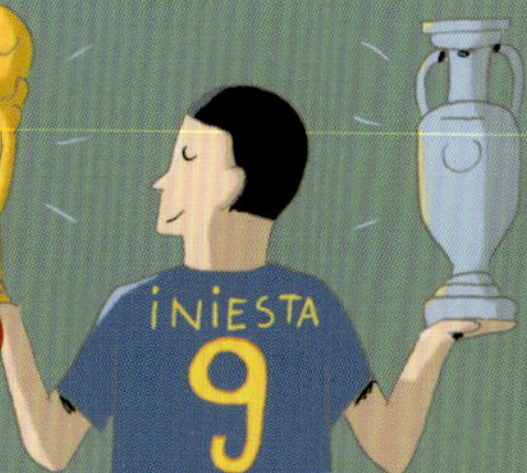

Pourquoi Iniesta est-il vénéré en Espagne ?

Sans lui, l'Espagne n'aurait peut-être jamais été championne du monde. Il est l'auteur, en 2010, du but décisif en finale contre les Pays-Bas et offre à son pays son 1er titre. Il est élu meilleur joueur de l'Euro 2012 et permet à l'Espagne de devenir championne d'Europe.

118

Quel est le défenseur le plus cher de l'histoire du foot ?

Les clubs dépensent des fortunes pour des attaquants mais plus rarement pour des défenseurs. Le défenseur néerlandais de Southampton, Virgil van Dijk, a rejoint Liverpool pour 84 millions d'euros, ce qui fait de lui le joueur le plus cher de l'histoire à ce poste, pour l'instant.

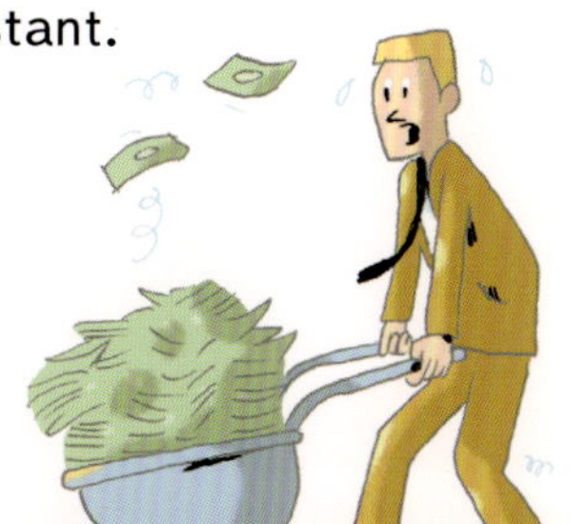

Quels sont les sports « cousins » du football dans le monde ?

119

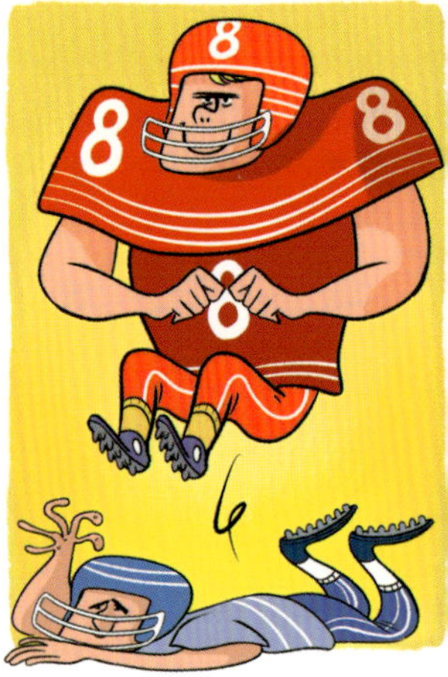

Aux États-Unis, le football s'appelle *soccer*. Deux sports portent le même nom, mais sont assez éloignés de notre foot : le football américain, proche du rugby, et le football australien, un mélange de rugby et de football. Il est reconnu comme un sport très violent où l'on peut plaquer l'adversaire même s'il n'a pas le ballon !

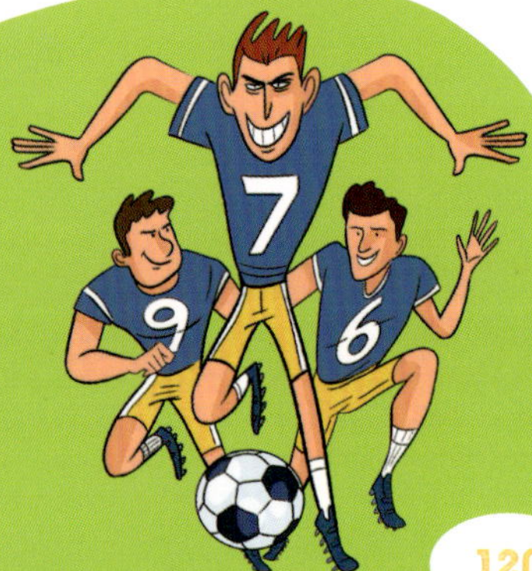

Quel joueur africain est reconnu pour son investissement pour la paix ?

121

L'Ivoirien Didier Drogba est un joueur d'exception, mais il s'est aussi fait remarquer comme ambassadeur de la paix en Afrique. En 2006, au début de la guerre civile dans son pays, à son initiative, l'équipe nationale appelle les Ivoiriens à la paix et au dialogue.

120

Qui sont les inventeurs du « football total » ?

C'est aux Pays-Bas qu'est né le « football total », mis en place à l'Ajax d'Amsterdam puis en équipe nationale. L'idée est simple : tout le monde attaque et tout le monde défend ! Les joueurs doivent donc avoir une grande maîtrise technique et une condition physique exceptionnelle.

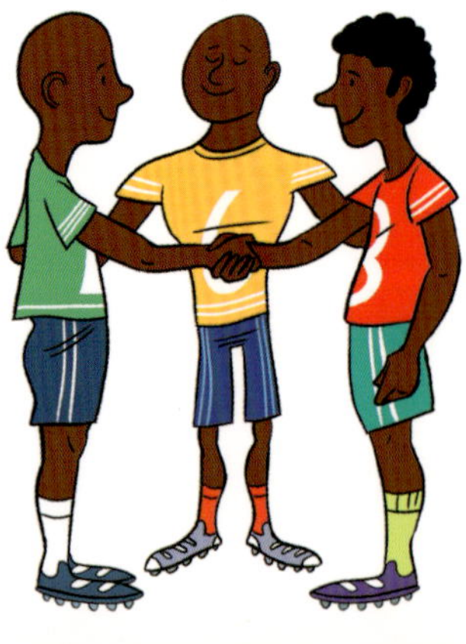

122

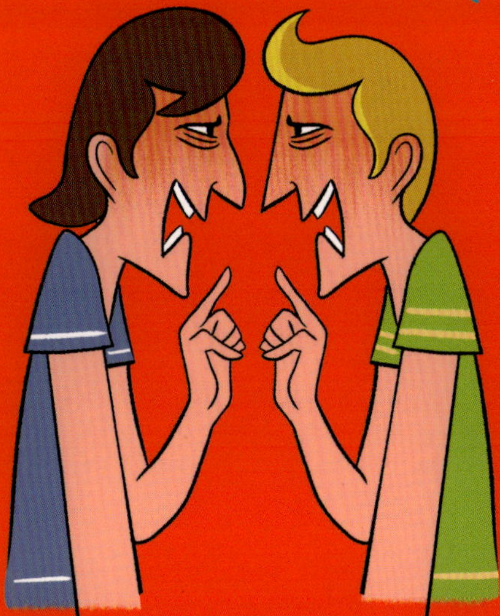

Qu'est-ce qu'un hors-jeu ?

Que de discussions enflammées, de contestations et d'interrogations autour de cette règle simple à comprendre mais difficile à arbitrer ! Le hors-jeu a été inventé pour qu'un attaquant ne puisse pas rester seul dans le camp adverse et attendre tranquillement de longues passes pour marquer ! Il est donc interdit à un joueur de recevoir un ballon s'il est posté entre la cage de but et le défenseur adverse. Mais on n'est pas hors-jeu si l'on est aligné sur le défenseur au départ de l'action.

Pourquoi George Best est-il le 1er joueur rock star ?

Dans les années 1970, les joueurs n'étaient pas encore considérés comme des stars : George Best, si ! L'Anglais, adulé par le public et poursuivi par les journalistes, était ingérable. Footballeur talentueux, il défrayait surtout la chronique par ses frasques en dehors des terrains. On le surnommait d'ailleurs le « 5e Beatles » !

123

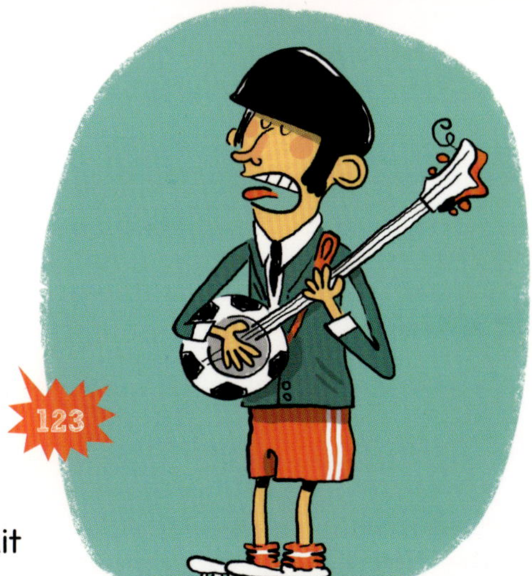

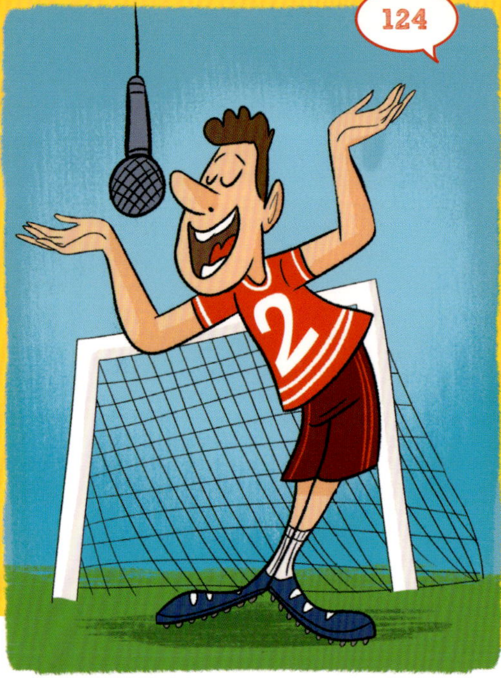

Quels footballeurs ont le mieux géré leur « après-carrière » ?

Arthur Conan Doyle, l'auteur des aventures de Sherlock Holmes, a joué au foot avant de se lancer dans l'écriture, comme Albert Camus. Les joueurs en retraite aiment bien aussi la variété : c'est le cas de Julio Iglesias (ancien gardien de but au Real Madrid) ou de Rod Stewart. Même le pape Jean-Paul II a été gardien en Pologne.

Pourquoi les clubs espagnols sont-ils les plus titrés en Europe ?

125

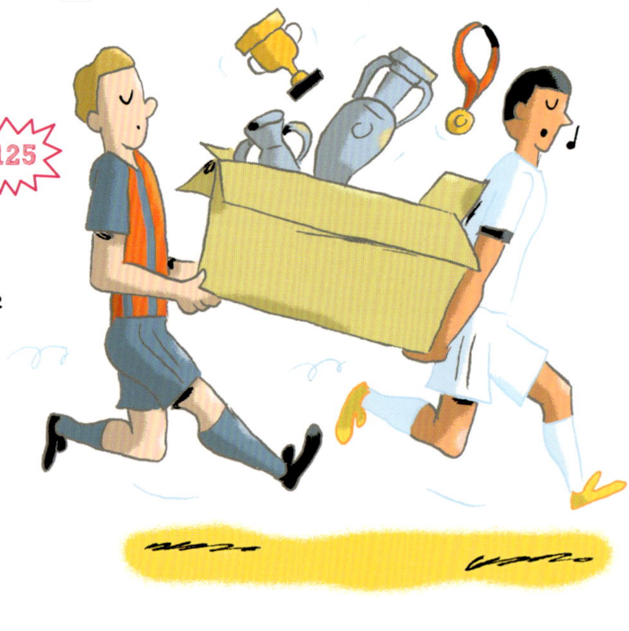

Avec le FC Barcelone et surtout le Real Madrid, le football espagnol domine l'Europe. Ces deux équipes cumulent 18 victoires à elles seules. Les clubs italiens et anglais suivent ex æquo, avec 12 trophées.

126

Pourquoi la France était-elle verte dans les années 1970 ?

Dans les années 1970, les Verts de Saint-Étienne sont les stars du football français. En 1976, l'équipe atteint la finale des Clubs champions et suscite un engouement extraordinaire dans le pays. Malgré leur défaite contre le Bayern de Munich, les Verts sont reçus à l'Élysée et défilent sur les Champs-Élysées.

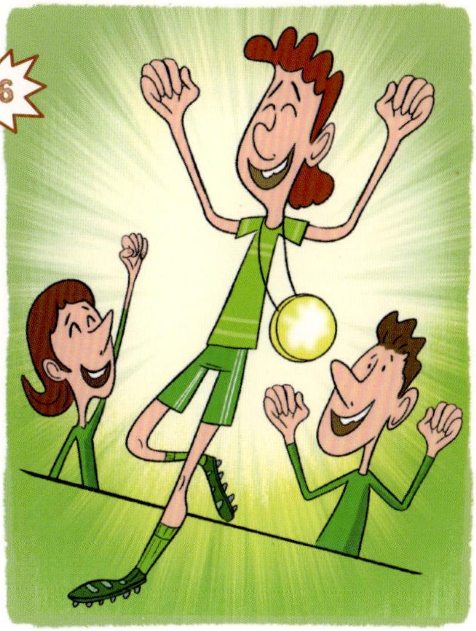

127

Quelle a été la plus longue séance de tirs au but ?

En Coupe de Namibie, il a fallu 48 tirs au but pour départager les équipes KK Palace et le Civics FC. Le score final de ce match à suspense est de 17 à 16 pour KK Palace.

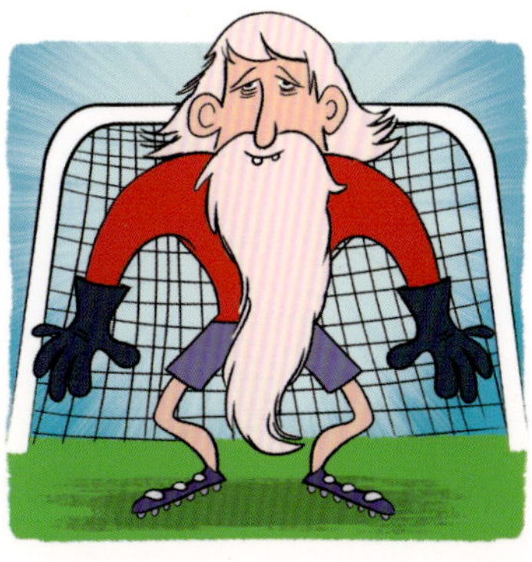

128

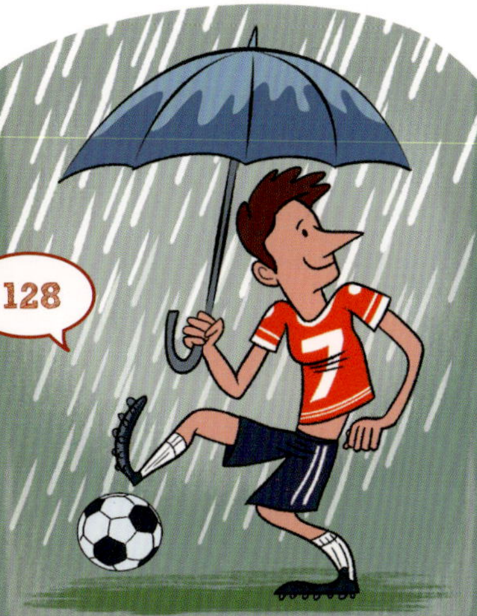

Quel match a été le plus reporté ?

L'Écosse est un pays pluvieux. Voilà pourquoi en 1973, 2 clubs écossais, Inverness Thistle et Falkirk, ont réussi à s'affronter au bout de la 30e tentative !

Pourquoi le 1er pays victorieux de l'Euro ne le gagnera-t-il plus jamais ?

129

La petite histoire du football se confond parfois avec la grande histoire. Ainsi, la 1re finale de l'Euro en 1960 opposait l'Union soviétique à la Yougoslavie. Ces 2 pays ont été dissous au début des années 1990. L'Union soviétique, victorieuse 2 à 1, est devenue la Russie.

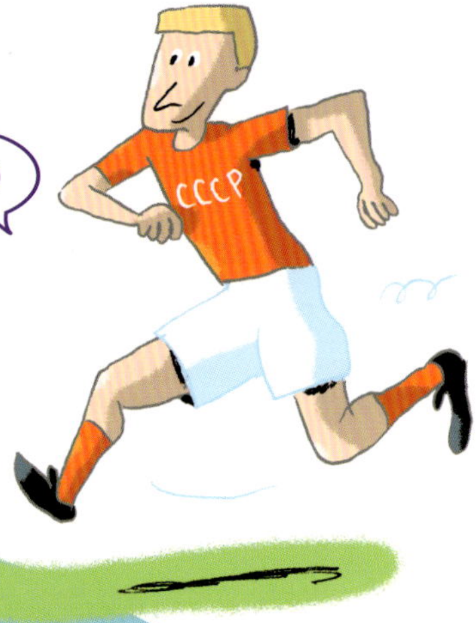

130

Pourquoi la Ligue des champions est-elle la plus prestigieuse des coupes européennes ?

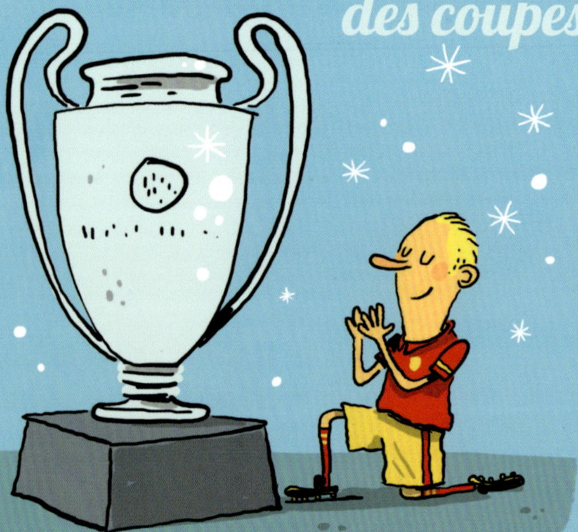

Tout d'abord car elle est la plus ancienne (1955) et que seules les équipes finissant sur le podium des Championnats nationaux peuvent y participer. Il existe d'autres compétitions européennes, comme la Ligue Europa ou anciennement la Coupe des vainqueurs de coupes mais aucune ne rivalise, en terme de prestige, avec la Ligue des champions.

131

Quel nouveau record le Real a-t-il battu en 2014 ?

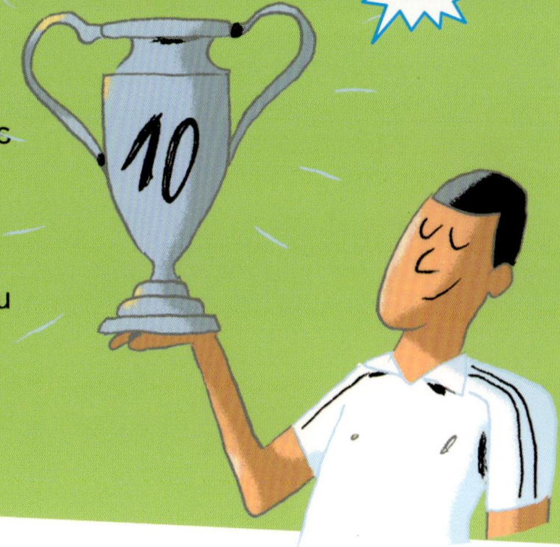

Le Real Madrid décroche une nouvelle Ligue des champions en battant l'Atlético de Madrid. Une victoire qui le propulse dans la légende, puisque le Real devient le seul club à avoir obtenu 10 titres de champion d'Europe, c'est la fameuse « Décima » !

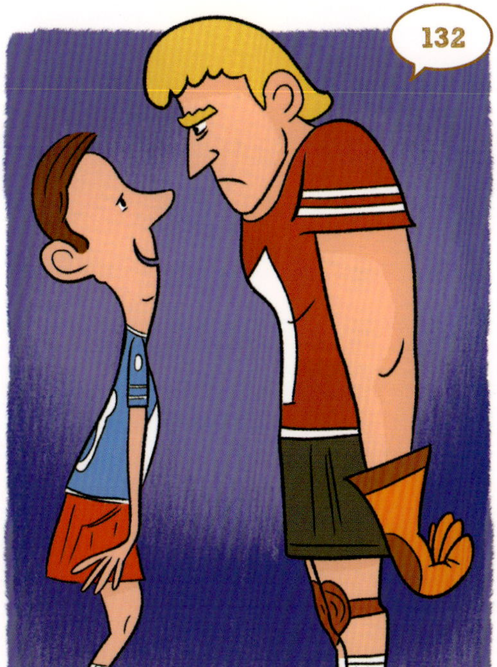

132

Pourquoi l'Allemand Schumacher a-t-il marqué le Mondial 1982 ?

Malheureusement, pas pour de bonnes raisons. Lors de la demi-finale contre la France, le gardien de but de l'équipe allemande agresse Battiston, qui se présente seul face à lui. Résultat : plusieurs dents cassées, une vertèbre brisée, un joueur dans le coma. Schumacher ne sera pas sanctionné par l'arbitre et avouera plus tard avoir été dopé ce soir-là. Le football peut être un sport dangereux !

L'équipe du Brésil

Malgré ses derniers mondiaux ratés, le Brésil reste et restera toujours l'un des favoris au titre suprême. Pourquoi ? Parce que c'est la seule équipe de football à s'être qualifiée à chaque édition de la Coupe du monde depuis sa création (21 participations), c'est aussi la seule à cumuler 5 victoires, et enfin à atteindre les demi-finales une fois sur deux. Le foot au Brésil est vraiment une religion !

DRAPEAU DU PAYS

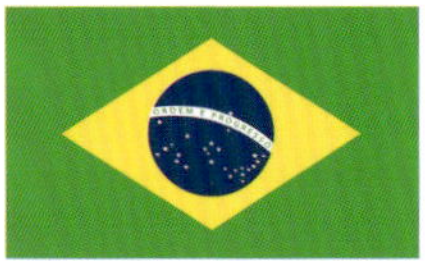

EMBLÈME

SURNOM

La Seleção

PALMARÈS

Quintuple championne du monde (1958, 1962, 1970, 1994 et 2002)

8 victoires à la Copa América (1919, 1922, 1949, 1989, 1997, 1999, 2004 et 2007)

MAILLOT

Jaune et vert

STADE HABITUEL

Maracanã de Rio de Janeiro

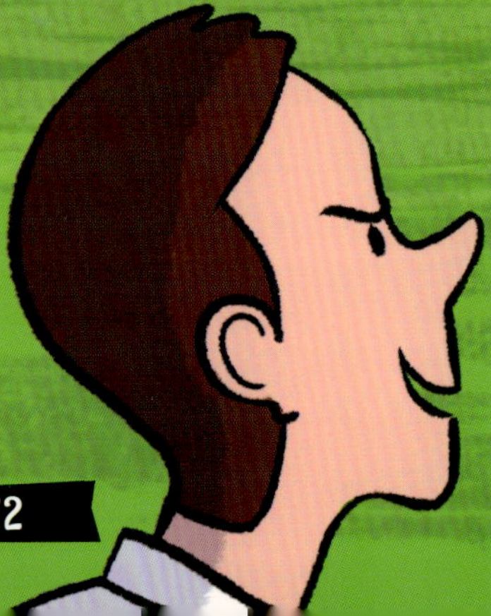

JOUEURS PHARES

Neymar : PSG
Philippe Coutinho : FC Barcelone
Marquinhos : PSG

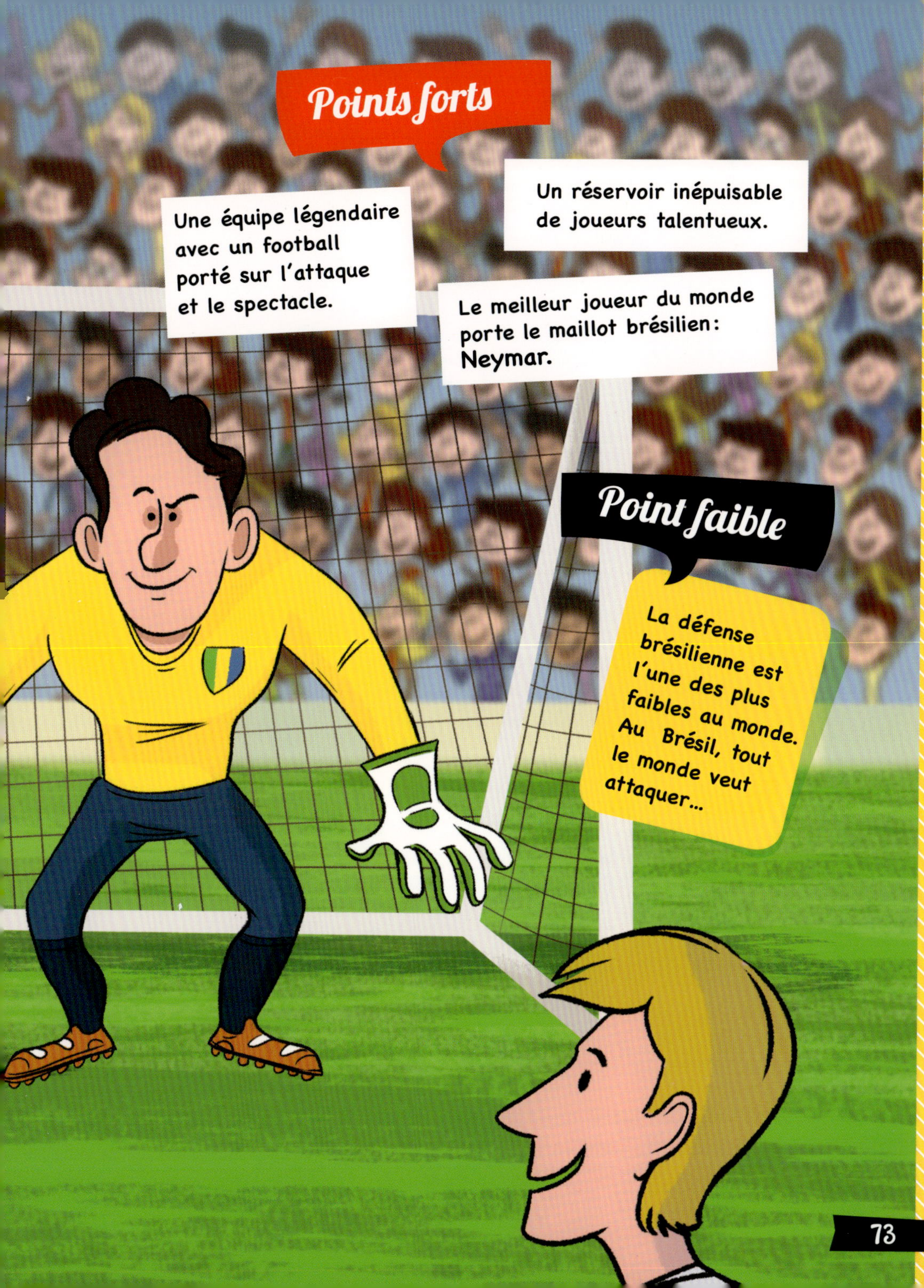
Points forts
Une équipe légendaire avec un football porté sur l'attaque et le spectacle.
Un réservoir inépuisable de joueurs talentueux.
Le meilleur joueur du monde porte le maillot brésilien: Neymar.
Point faible
La défense brésilienne est l'une des plus faibles au monde. Au Brésil, tout le monde veut attaquer...

Qui a été le 1er Africain à recevoir un Ballon d'or ?

133

Le Libérien George Weah est non seulement le 1er Africain à décrocher en 1995 ce titre suprême, mais il est aussi le 1er joueur non européen à être ainsi honoré. Monsieur George a joué pour le PSG, Milan AC, Monaco et Chelsea.

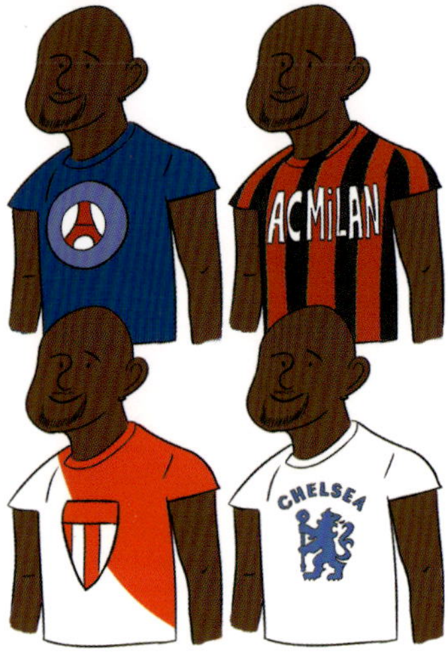

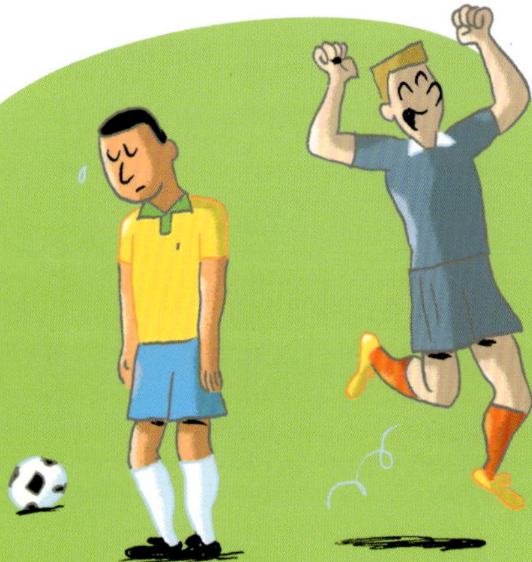

Quand le club de Marseille est-il devenu champion d'Europe ?

135

Le 26 mai 1993 est une date historique pour le sport français. Ce jour-là, Marseille affronte le Milan AC en finale de la Ligue des champions et l'emporte 1-0 grâce à une tête de Basile Boli. L'OM est et reste le seul club français champion d'Europe.

Quel est le plus beau match de la Coupe du monde ?

134

Le quart de finale France-Brésil de 1986 au Mexique est considéré comme l'un des sommets du beau jeu. Les Bleus, emmenés par Platini, éliminent le Brésil de Sócrates après une séance de tirs au but mémorable. Le « Roi Pelé » avouera lui-même avoir assisté à l'un des plus beaux matchs de sa vie !

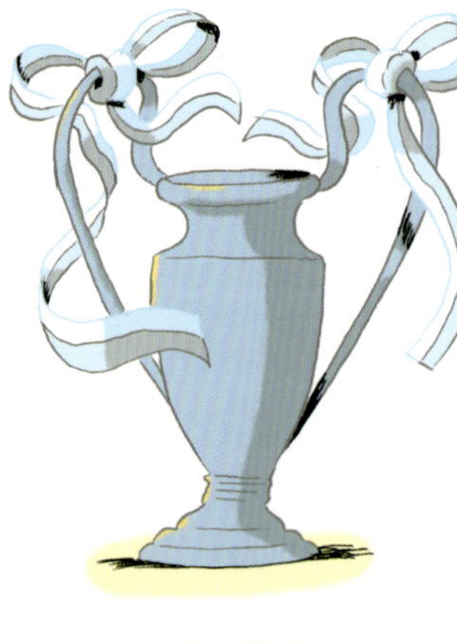

136

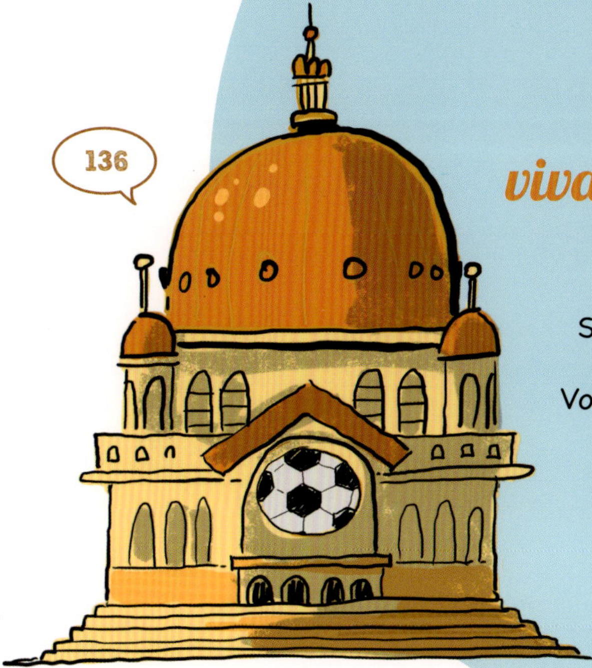

Quel joueur encore vivant a déjà un musée à son nom ?

Si le monde entier adule Ronaldo, son 1er fan, c'est… lui-même ! Voilà pourquoi il a décidé de créer un musée consacré à « CR7 » (son surnom), situé dans sa ville natale de Fanche au Portugal. On peut y découvrir ses nombreux trophées ou poser à côté de sa statue de cire.

Un gardien peut-il garder le ballon aussi longtemps qu'il le veut ?

137

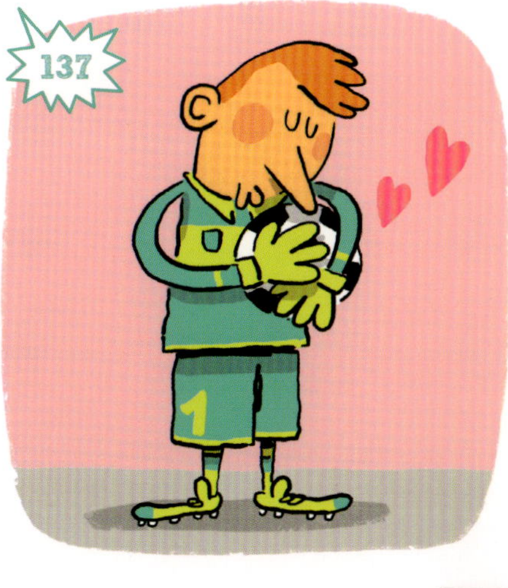

Le goal, ou portier en français, est le dernier rempart contre les vagues d'attaquants ! En dehors des joueurs qui font une touche, lui seul peut prendre le ballon à la main, et uniquement dans sa surface. En théorie, un gardien ne peut pas garder le ballon plus de 6 secondes. En pratique, il est rare que les arbitres sanctionnent un goal qui mettrait plus de temps, à moins que celui-ci ne « joue la montre » parce que son équipe mène au score.

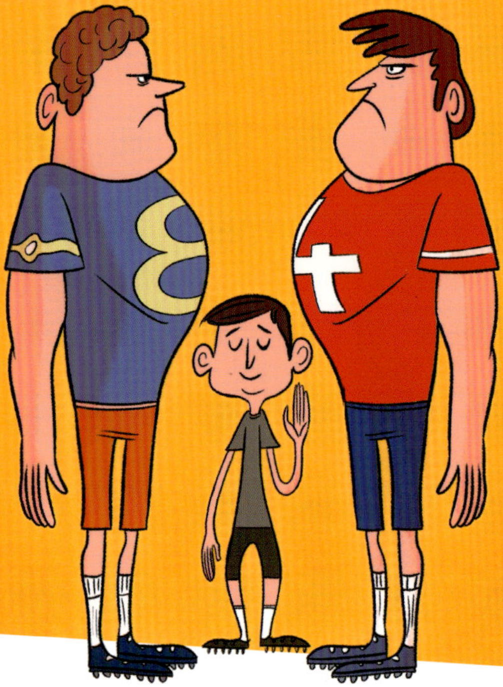

Qu'appelle-t-on un derby ?

138

Un derby est un match opposant 2 clubs rivaux situés dans la même région, le même département ou la même ville. Par exemple, en France, nous avons Saint-Étienne - Lyon. En Italie, AC Milan-Inter de Milan est un moment fort du championnat, mais le plus explosif se déroule en Égypte. La rencontre Zamalek-Al Ahly est tellement sensible que l'on fait venir un arbitre d'un autre pays !

Un joueur peut-il marquer un but sans jamais entrer sur le terrain ?

139

Avant, oui ! Maintenant, non... Imaginons qu'il ne reste que 10 secondes à jouer, que l'équipe des rouges doive tirer un corner et que l'entraîneur effectue un changement de joueur. Le remplaçant se dirige vers le corner, sans entrer sur le terrain. S'il inscrit le but en marquant un corner direct, le joueur marque sans avoir mis les pieds sur le terrain ! L'arbitre siffle alors la fin de la partie. Les règles du football évoluant sans cesse, les remplaçants doivent aujourd'hui pénétrer sur le terrain !

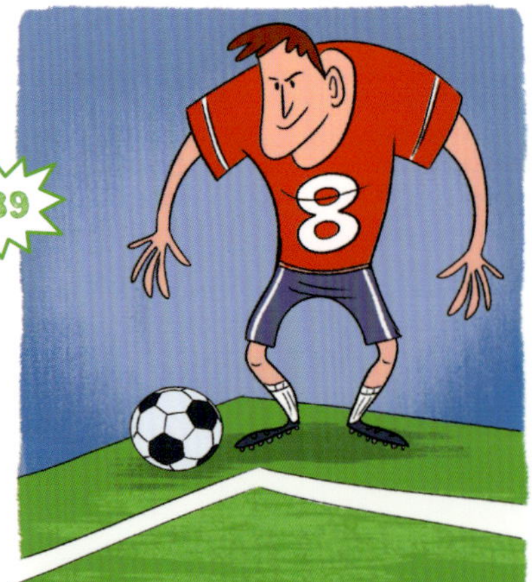

Pourquoi certains grands joueurs n'auraient jamais dû devenir des légendes ?

140

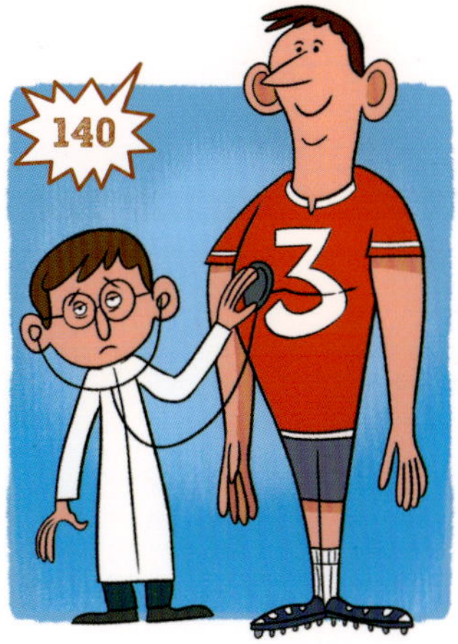

Avant d'être recrutés par un club, tous les sportifs doivent passer un examen médical. Michel Platini a ainsi été refusé à Metz, car il avait une faiblesse cardiaque. Cela ne l'a pas empêché de devenir l'un des plus grands joueurs français.

Pourquoi Ribéry aurait-il pu rester inconnu ?

Les grands footballeurs ont parfois un sacré caractère ! C'est le cas de Ribéry qui, même s'il a dû partir à 16 ans du centre de formation de Lille pour ses résultats scolaires et son comportement, est quand même devenu le grand joueur que l'on connaît. Après avoir joué au FC Metz ou à l'OM, cet ailier gauche de renom évolue aujourd'hui au Bayern de Munich.

142

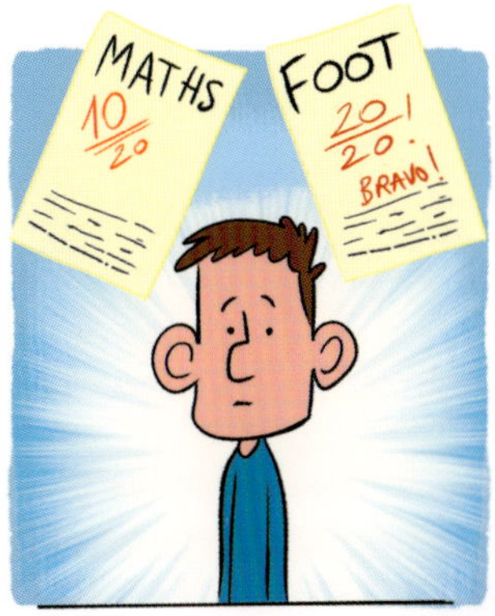

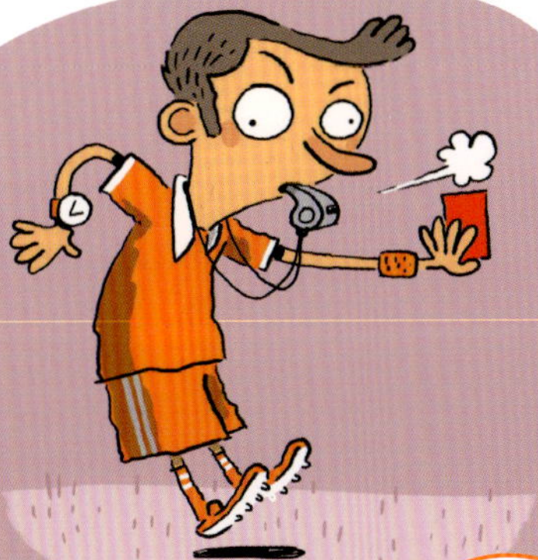

141

Quel joueur s'est fait exclure le plus rapidement en Coupe du monde ?

Les Uruguayens sont réputés pour leur jeu physique, un peu trop parfois. En 1986, José Batista agresse l'Écossais Gordon Strachan et quitte le terrain au bout de 56 secondes !

Pourquoi Guy Roux est-il un entraîneur hors norme ?

Il est devenu entraîneur-joueur de l'AJ Auxerre à 23 ans en 1961, et ce jusqu'en 2005. Encore mieux, il a mené son équipe du Championnat régional à la 1re division. Auxerre devient alors champion de France en 1996 et remporte 4 victoires en Coupe de France.

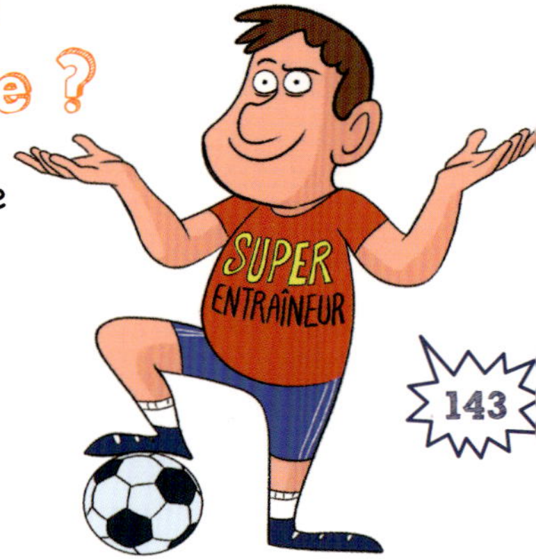

143

144

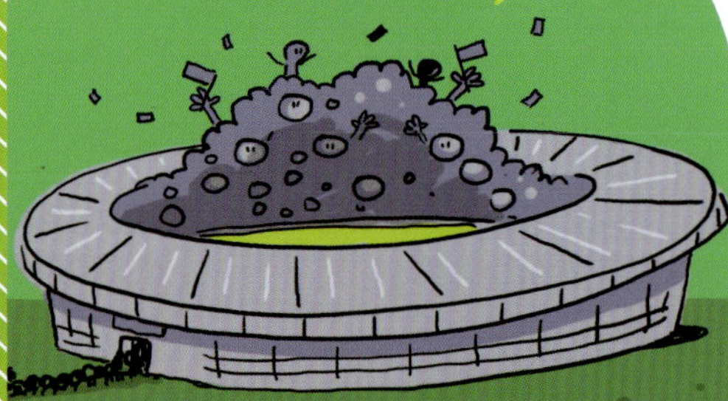

Quand peut-on définitivement garder le trophée de l'Euro ?

Pour rapporter à la maison le trophée Henri-Delaunay, il faut gagner l'Euro 5 fois ou 3 fois d'affilée. Seule l'Espagne, double championne en titre, est sur le point de réaliser cet exploit, à condition de gagner l'Euro 2016 !

145

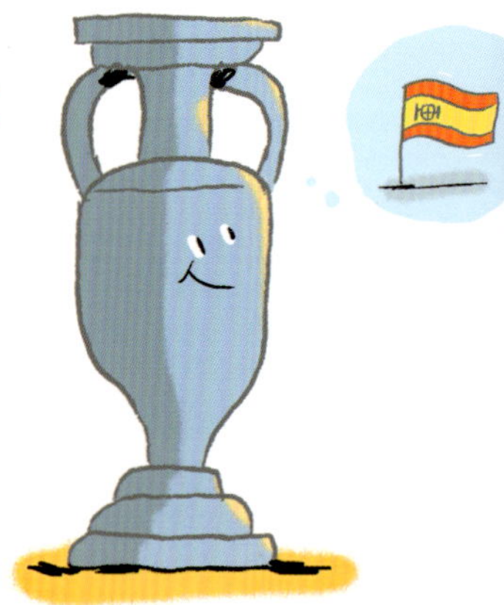

Quel match a attiré le plus de spectateurs dans un stade ?

La finale opposant l'Uruguay au Brésil dans le stade de Maracanã a réuni près de 174 000 spectateurs en 1950. Un record d'affluence qui n'empêche pas le Brésil de perdre, ce jour-là, sa Coupe du monde sur le score de 2 à 1.

146 Pourquoi Pelé restera-t-il le meilleur joueur du monde ?

Surnommé le « Roi », le Brésilien est le seul footballeur triple champion du monde avec le Brésil. Il est l'auteur d'un but superbe en 1961, en dribblant 7 adversaires lors d'un slalom de 70 mètres. La FIFA l'a élu Joueur du XXe siècle.

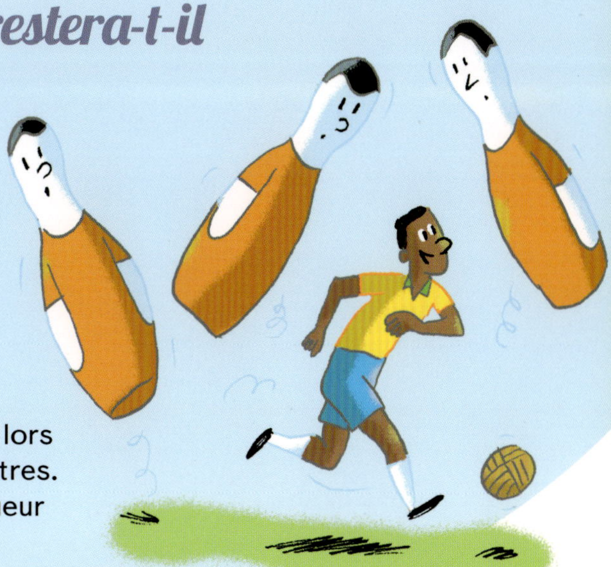

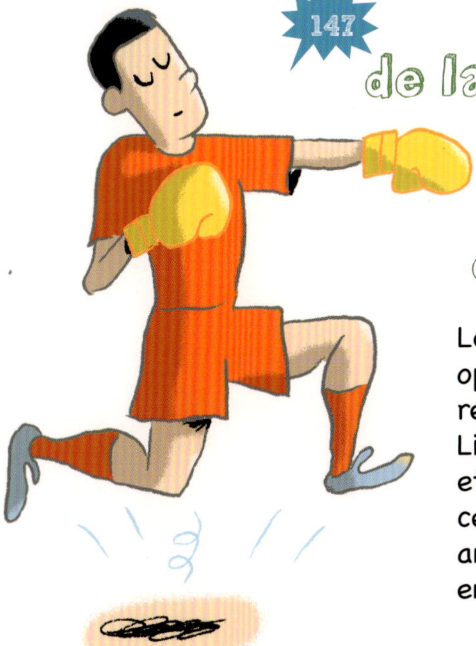

147 Pourquoi la finale de la Champions League en 2005 est-elle restée gravée dans les mémoires ?

Le scénario de cette finale de rêve opposant l'AC Milan et Liverpool est renversant ! Mené 3-0 à la mi-temps, Liverpool égalise en seconde mi-temps et l'emporte aux tirs au but. C'est ce qu'on appelle le « fighting spirit » anglais (l'« esprit de combat », en français).

Pourquoi Zidane détient-il un triste record ?

148

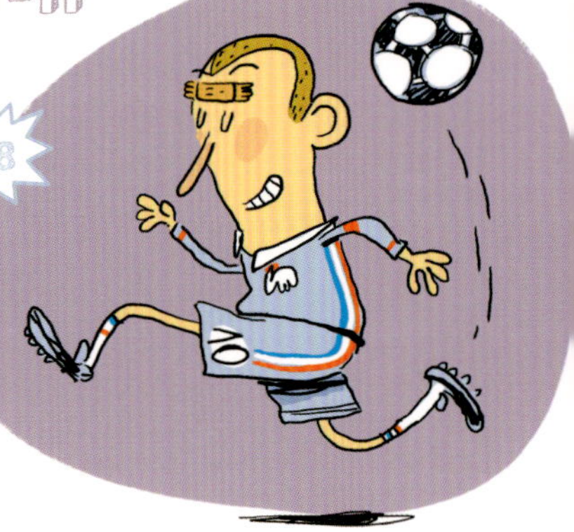

Si « Zizou » est une icône, un dribbleur génial et l'auteur de gestes techniques incroyables, le Marseillais a aussi des défauts : c'est le seul joueur, avec le Camerounais Alexandre Song, à avoir écopé de 2 cartons rouges en Coupe du monde, dont un en finale contre l'Italie, en 2006.

149

Peut-on marquer un but dès le coup d'envoi ?

C'est le rêve absolu de tout buteur, mais pour cela, il faut que le gardien soit un peu distrait et assez loin de ses cages pour se faire lober. Un joueur amateur de Nouvelle-Zélande a pourtant réussi son coup en 2014. Bravo !

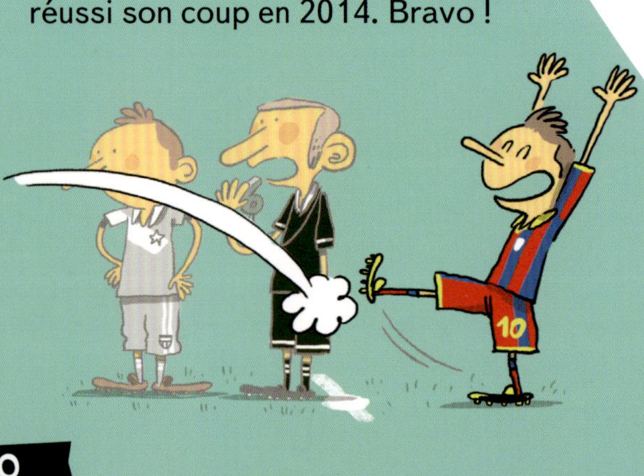

Quelle équipe a perdu toutes ses finales de Coupe du monde ?

Il existe une malédiction autour de l'équipe des Pays-Bas en Coupe du monde. Finaliste en 1974, 1978 et 2010, l'équipe orange n'a jamais remporté le trophée. La malchance continue, car les Pays-Bas n'ont pas réussi à se qualifier pour le Championnat d'Europe 2016.

150

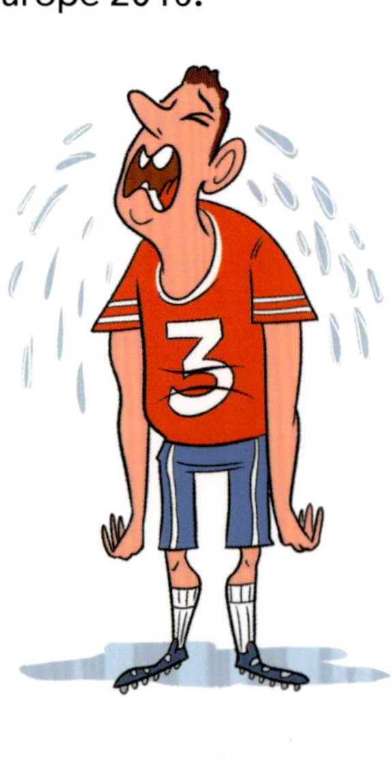

Stylo en main !

Labyrinthes, rébus, points à relier, grilles de mots, observation… Amuse-toi à faire tous ces jeux en écrivant directement les réponses sur le papier-ardoise. Tu pourras, ensuite, effacer et recommencer autant de fois que tu le voudras !

Rébus ardu !

Résous ce rébus et tu sauras quelle compétition sportive a eu lieu pour la première fois en 1970.

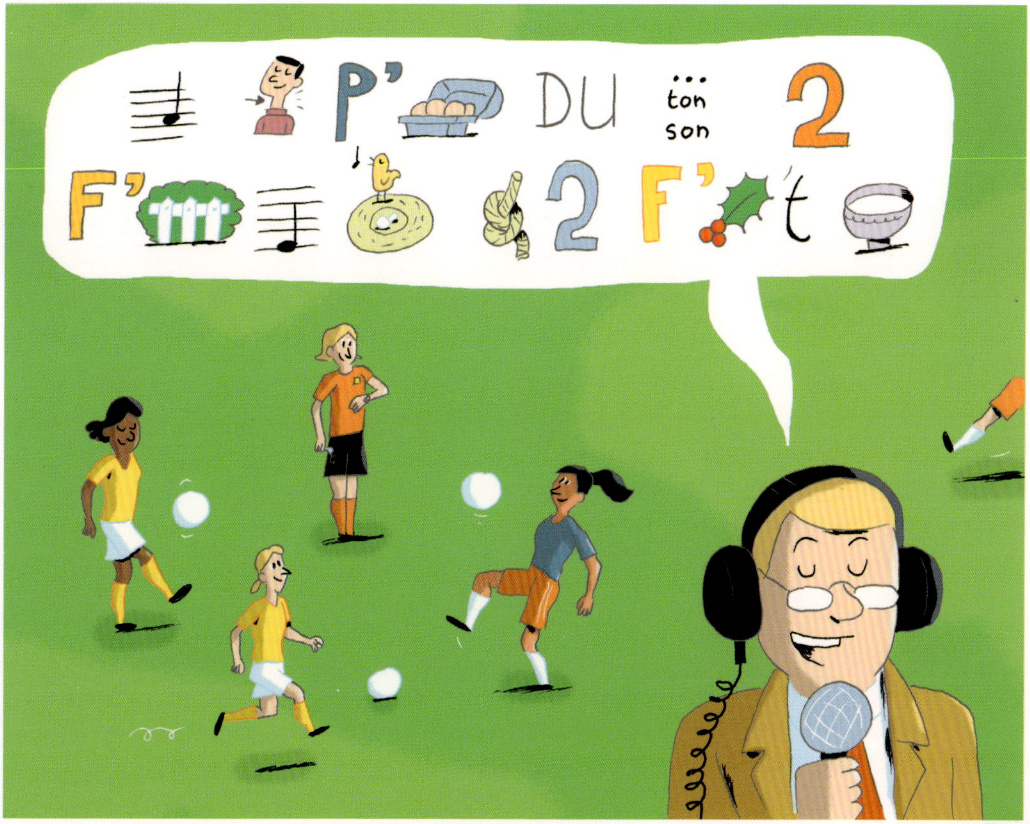

Solutions p. 98

S	W	E	N	G	i	L
U	V	H	T	B	O	L
P	E	L	O	U	S	E
P	G	A	L	T	H	B
O	U	C	L	E	O	A
R	O	E	i	Z	R	L
T	R	T	A	N	T	L
E	M	S	M	O	D	O
R	C	A	R	T	O	N
E	R	T	i	B	R	A

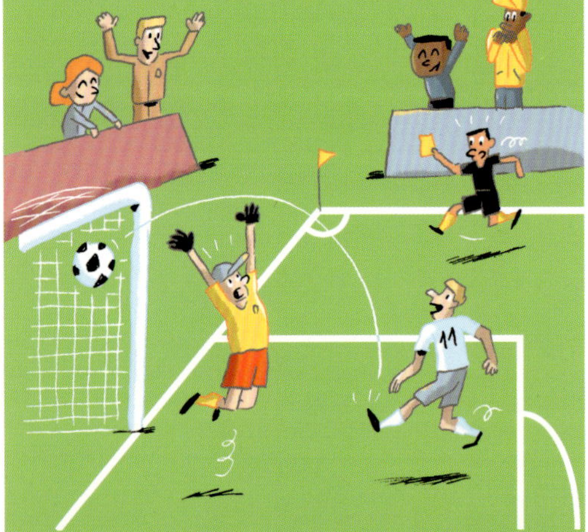

Cache-cache

Retrouve, dans cette grille, les noms de 13 éléments contenus dans l'image.

La star

Recopie les lettres en respectant l'ordre du plus grand ballon au plus petit, et tu découvriras le nom d'un joueur argentin légendaire.

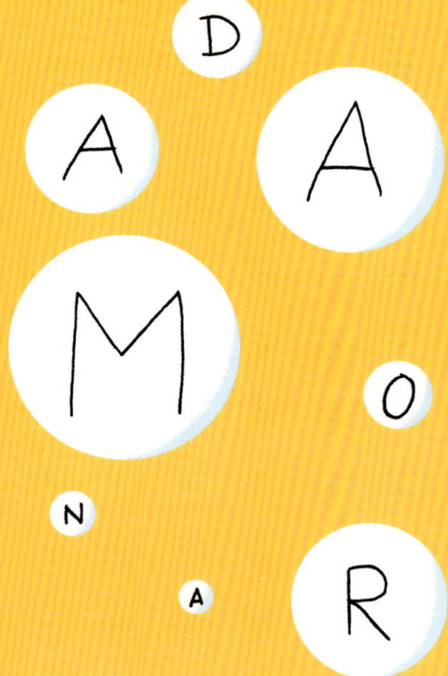

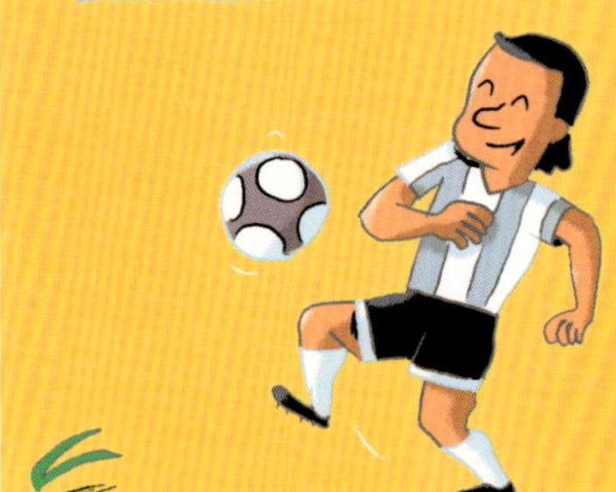

Solutions p. 98

Joli score

Colorie uniquement les formes qui contiennent une croix ou un carré et tu sauras sur quel score l'Allemagne a remporté la 1/2 finale de Coupe du monde 2014 face au Brésil.

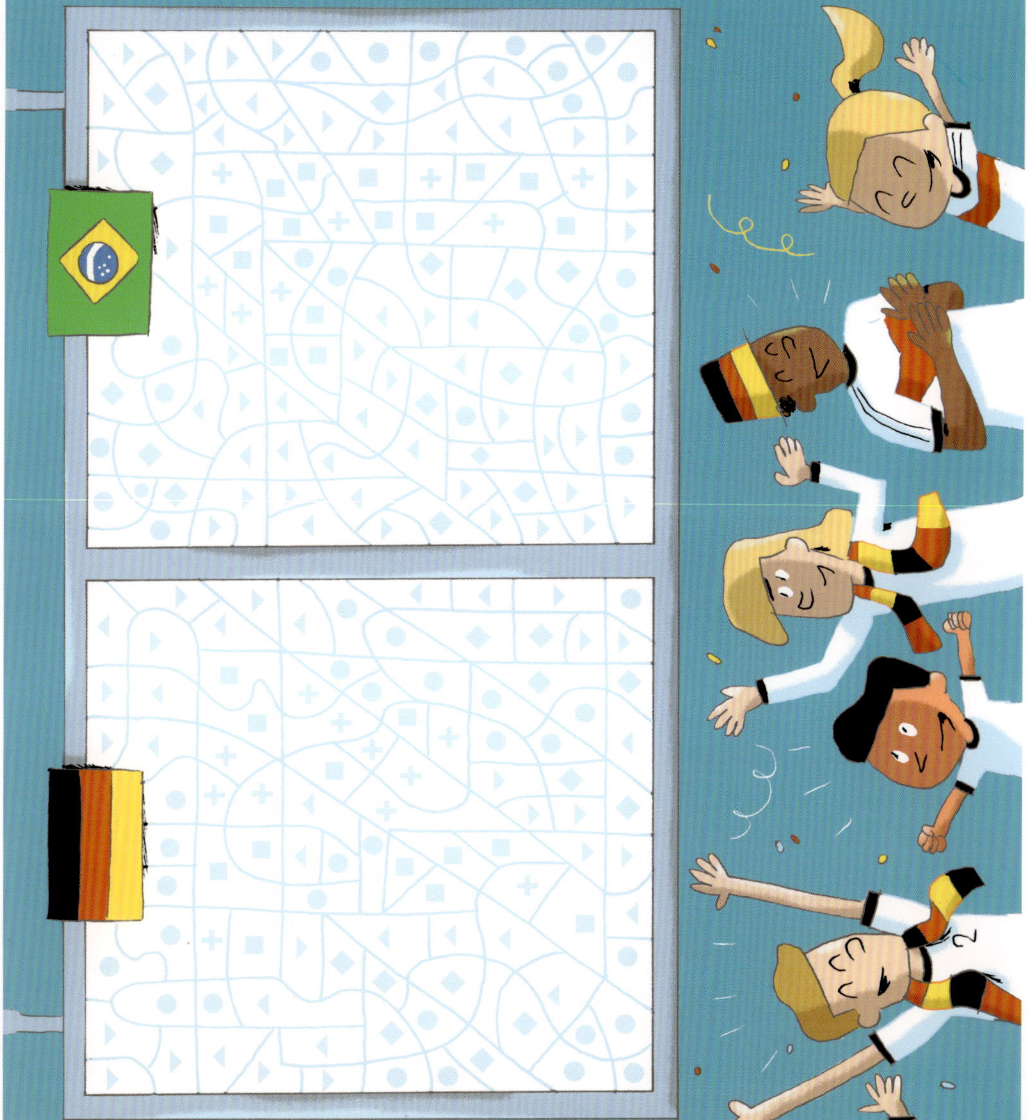

Solutions p. 98

Points à relier

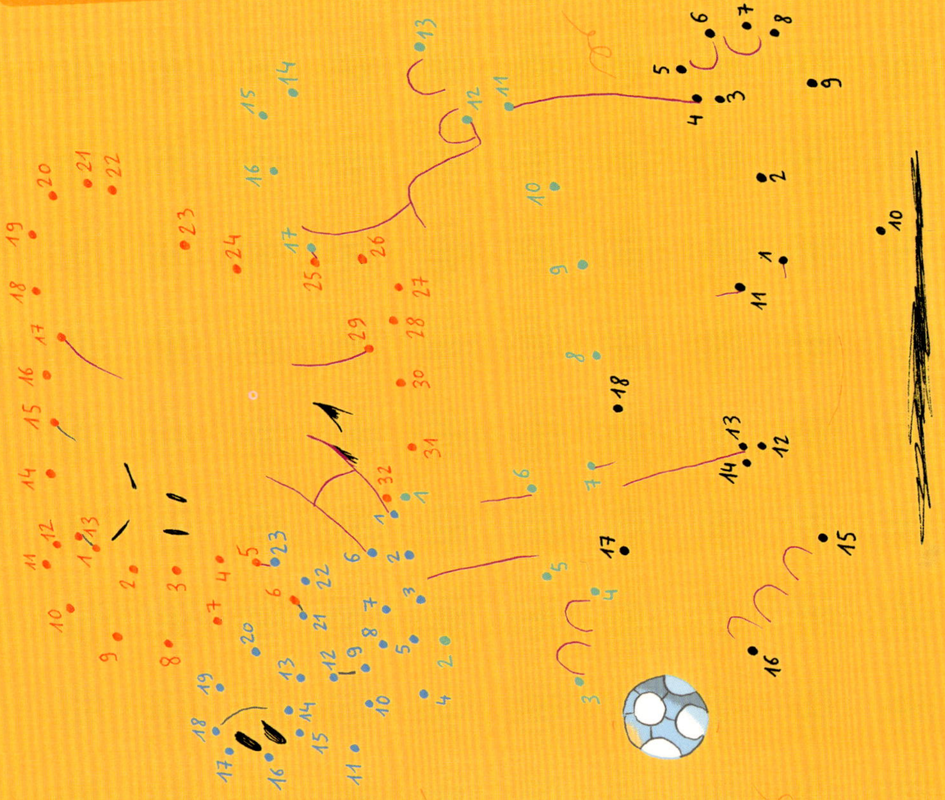

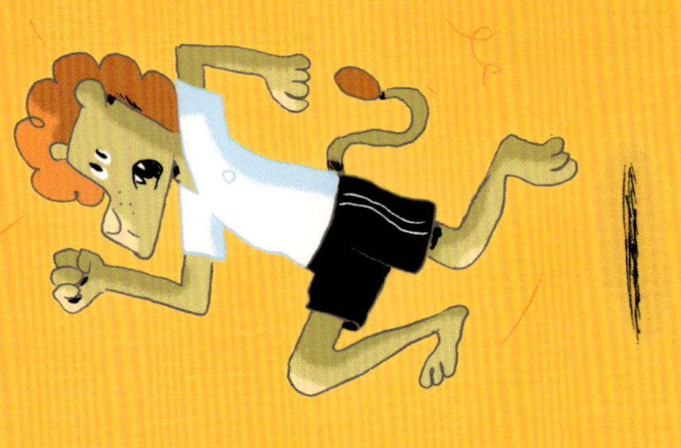

**Relie les points
verts de 1 à 32,
les points jaunes de 1 à 23,
les points bleus de 1 à 18
et les points rouges de 1 à 17
et tu sauras pourquoi l'emblème
du club lyonnais court si vite !**

Solutions p. 98

C'est la victoire !

À toi de trouver la bonne trajectoire pour marquer un but !

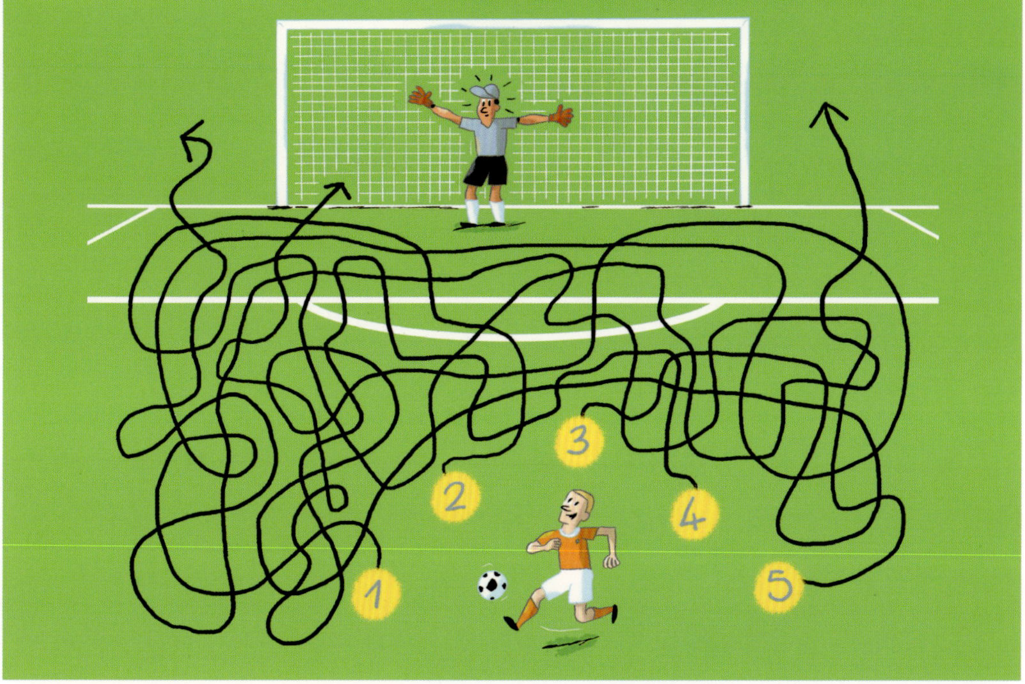

La bonne ombre

Retrouve quelle ombre correspond à la véritable Coupe d'Europe des nations.

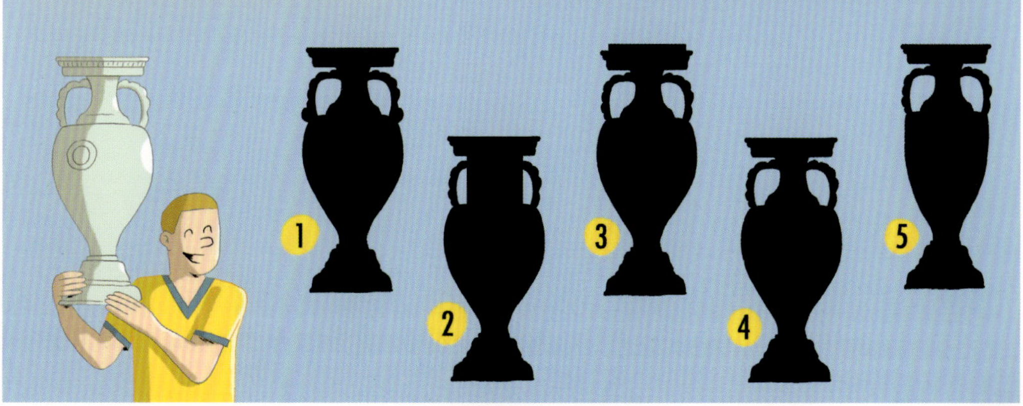

Solutions p. 98

Rébus ardu !

Résous le rébus et tu sauras ce qui révolte tant ce joueur.

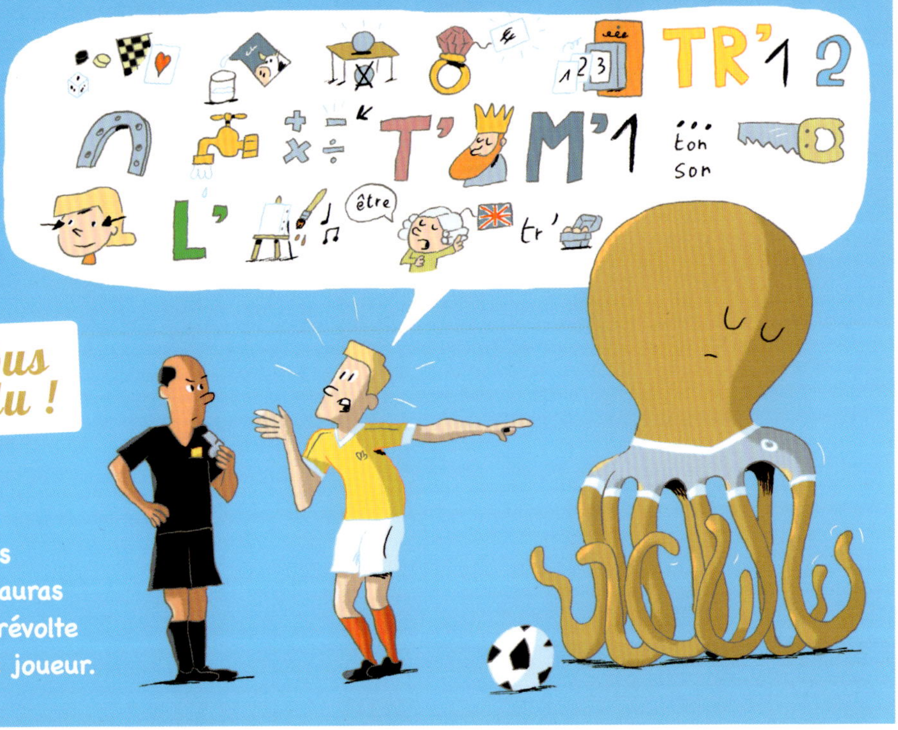

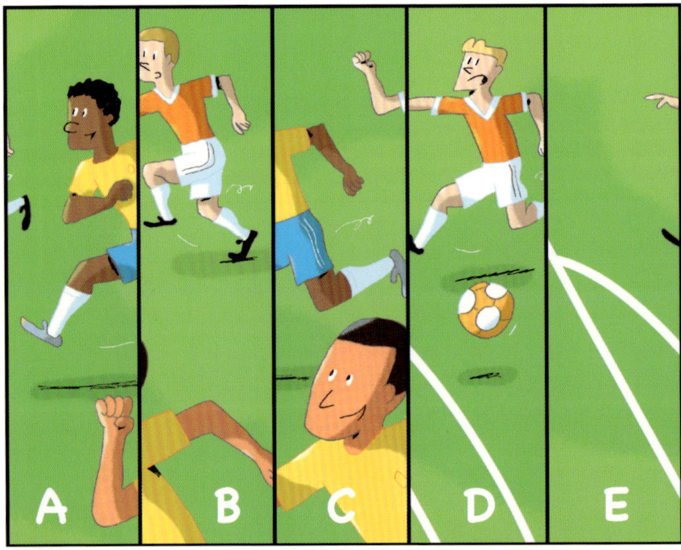

Bande de footballeurs

Cette scène a été mélangée ! Peux-tu la remettre dans le bon ordre ?

Solutions p. 98

Mots fléchés

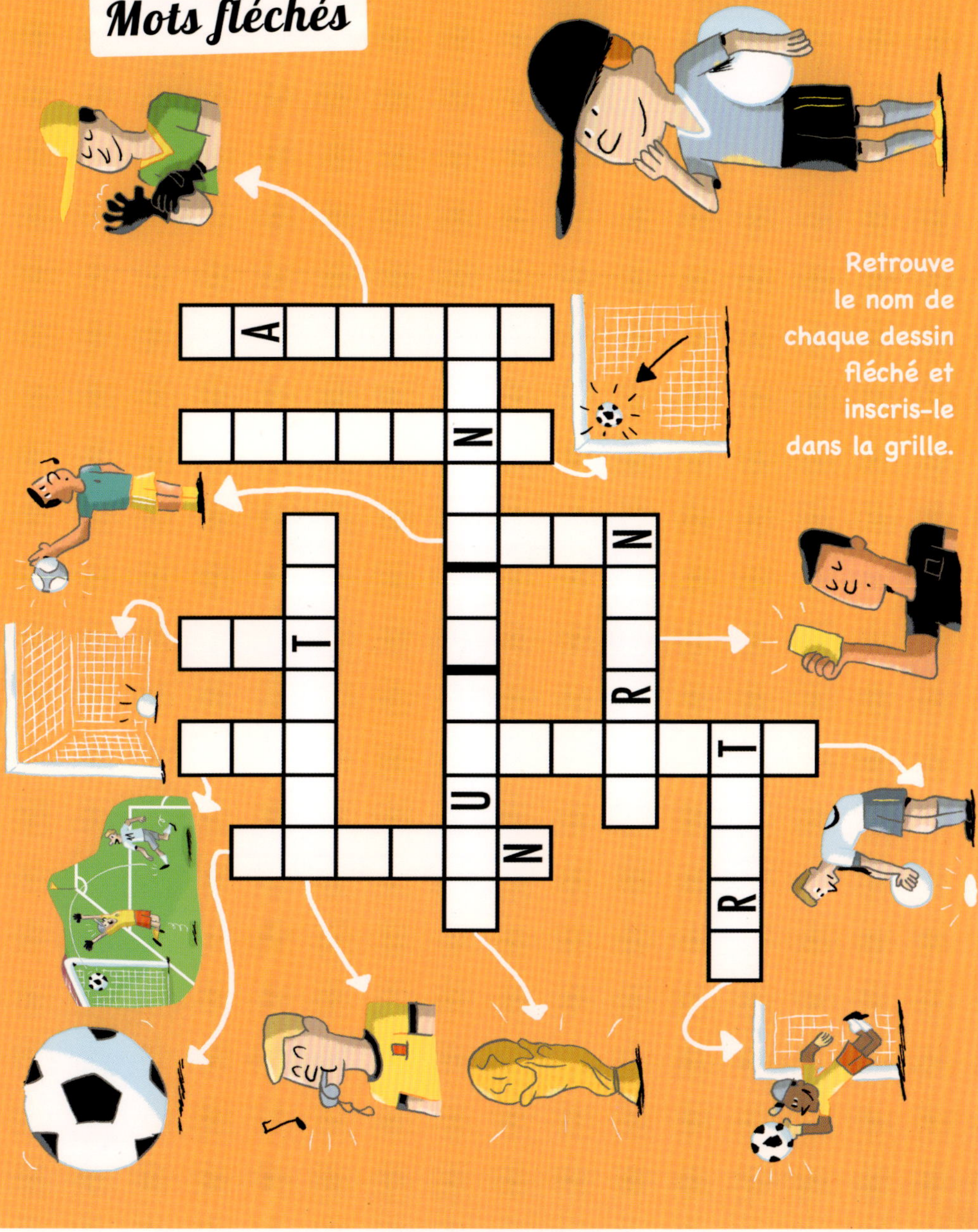

Retrouve le nom de chaque dessin fléché et inscris-le dans la grille.

Solutions p. 98

Qui est-ce ?

Écris la première lettre de chaque chose et tu trouveras le nom du footballeur qui a le record de buts marqués en Coupe du monde.

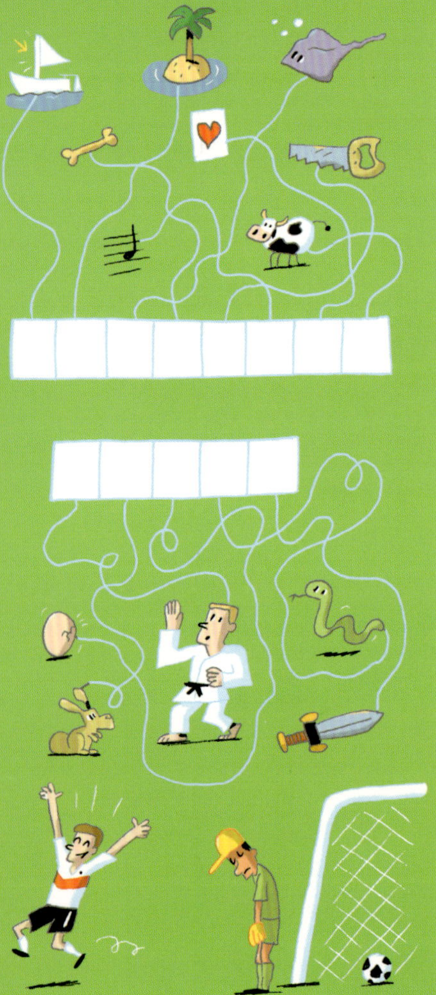

Points à relier

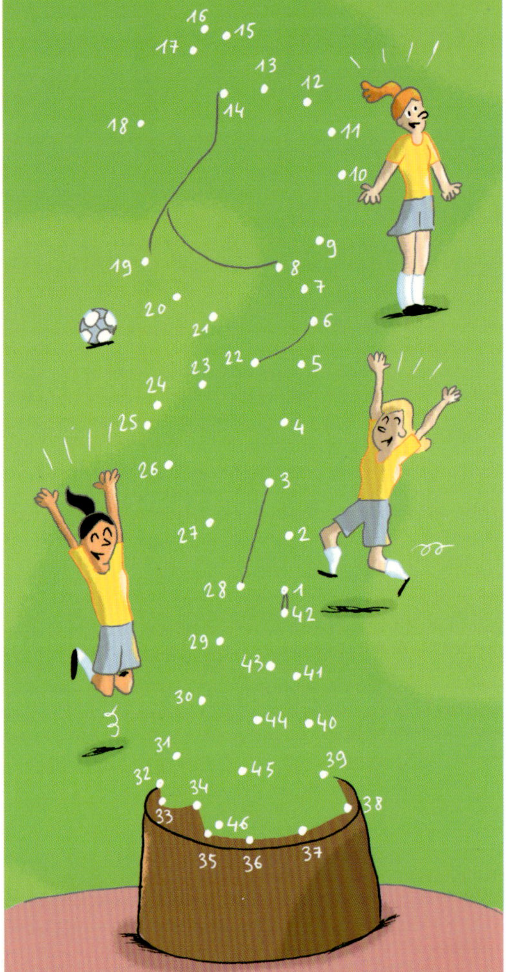

Relie les points de 1 à 46 et tu verras à quoi ressemble le trophée de la Coupe du monde féminine.

Solutions pp. 98 et 99

Nationalité inconnue

Relie chaque joueur au drapeau de son pays.

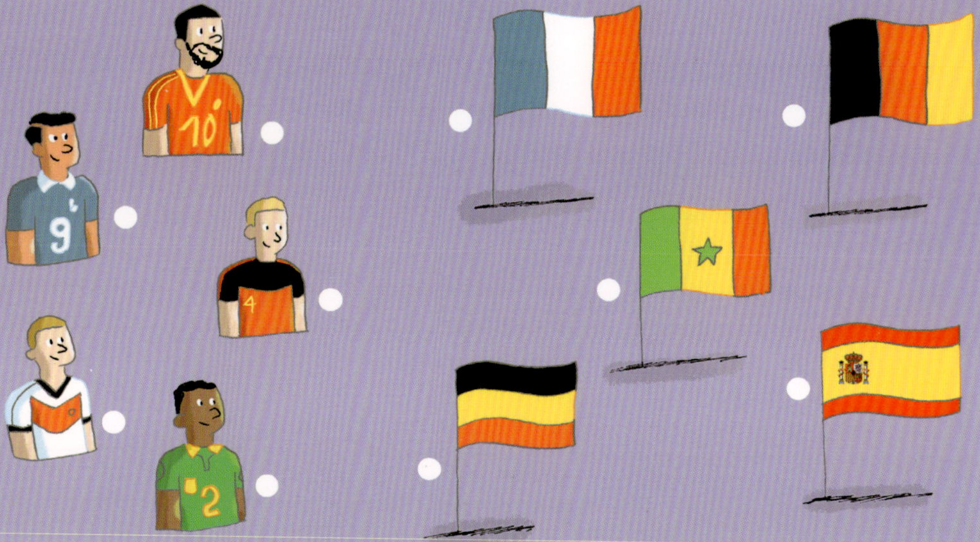

En double

Tous ces ballons vont par deux sauf un. Entoure celui qui reste seul.

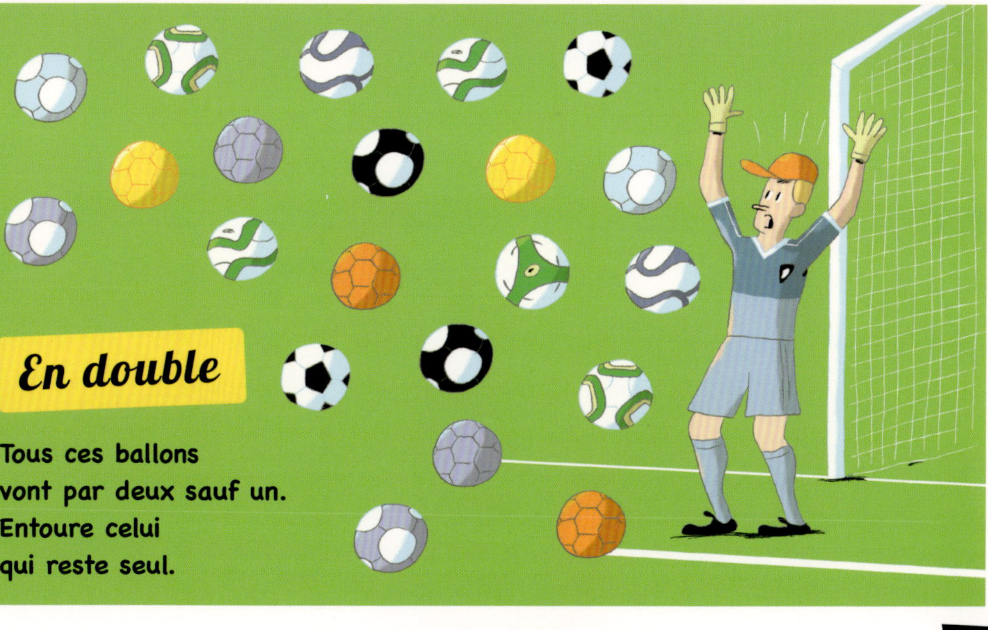

Solutions p. 99

La bonne ombre

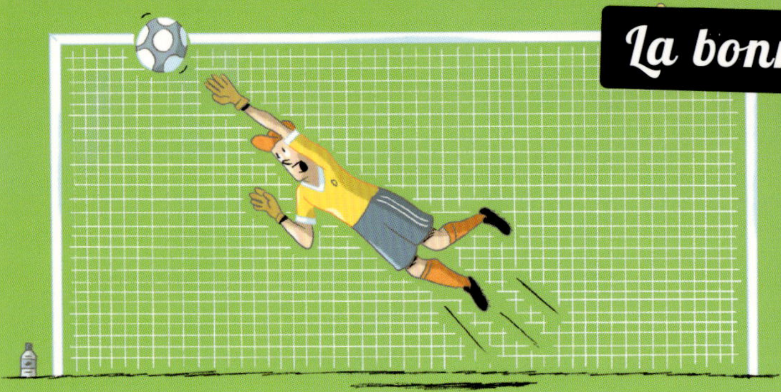

Retrouve quelle ombre correspond exactement au gardien.

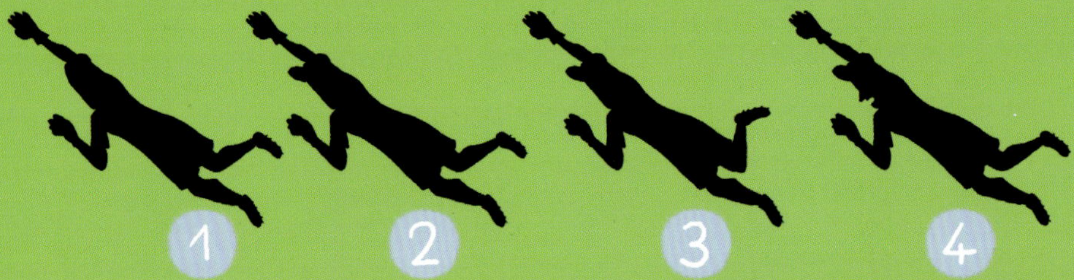

De l'ordre !

Remets les lettres dans l'ordre et tu connaîtras les quatre derniers vainqueurs de la Coupe du monde.

G	L	A	M	E	L	A	N	E

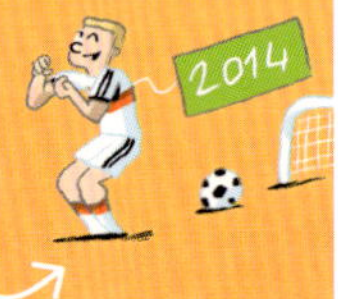

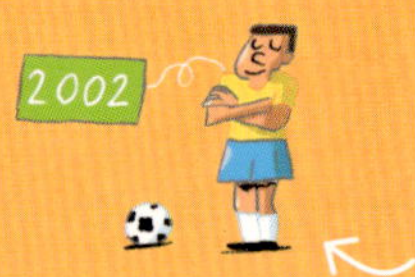

L	I	B	R	E	S

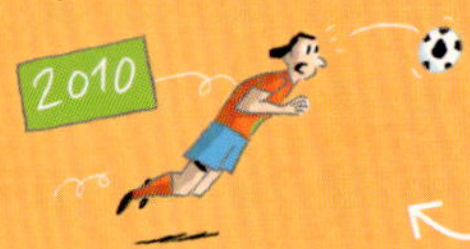

P	E	N	A	G	E	S

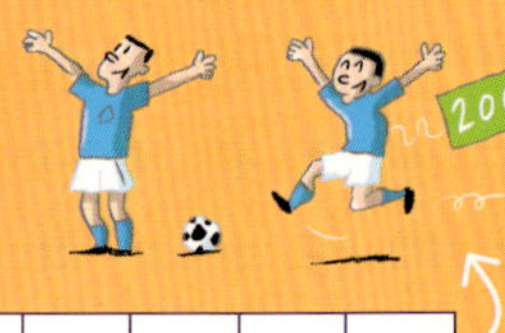

C	R	E	N	A	F

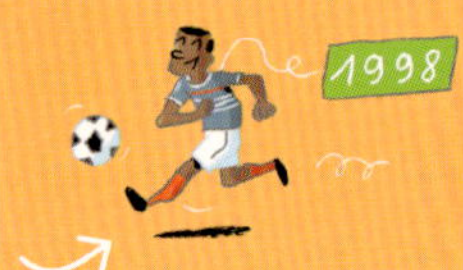

L	A	I	T	I	E

Solutions p. 99

Puzzle

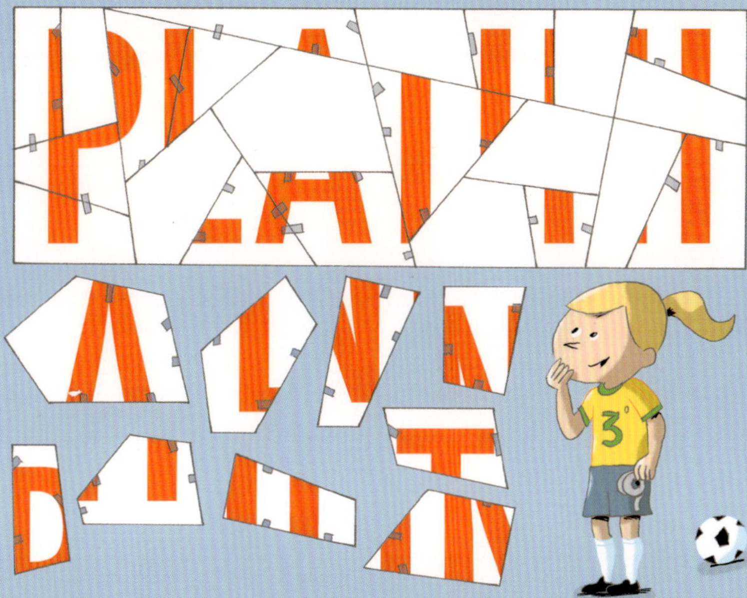

Retrouve les morceaux manquants, redessine-les au bon endroit et tu découvriras le nom d'un des plus grands joueurs français.

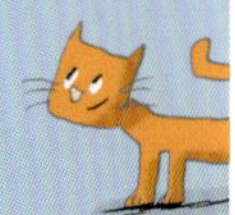

Labyrinthe

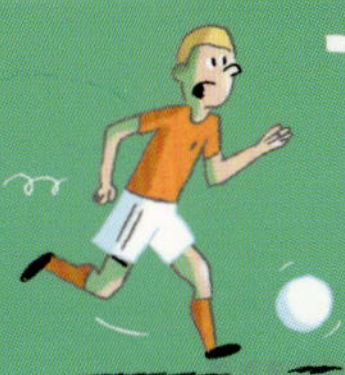

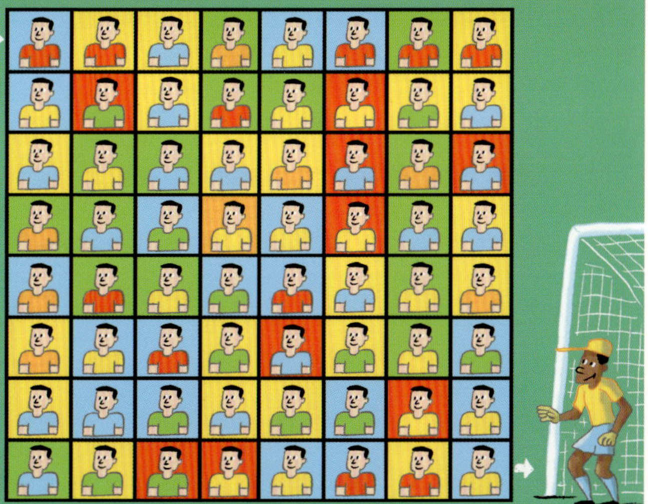

Pour que cet attaquant marque, il ne peut passer que par les cases dont la couleur est identique ou dont la couleur du maillot est identique. Attention, il ne peut pas aller en diagonale ni passer deux fois au même endroit.

Solutions p. 99

Le jeu des différences

Huit détails différencient ces deux images : à toi de les trouver !

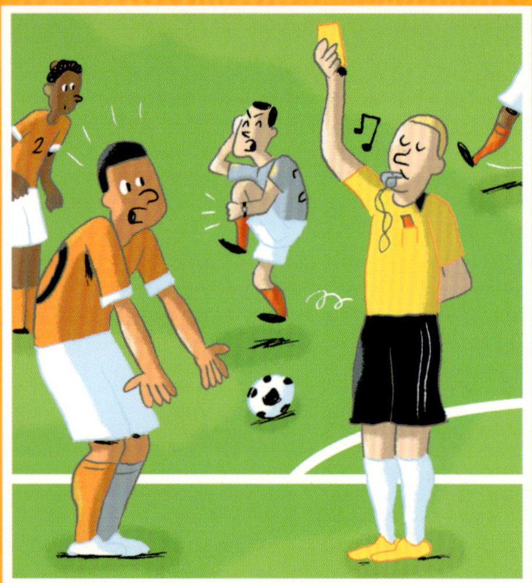

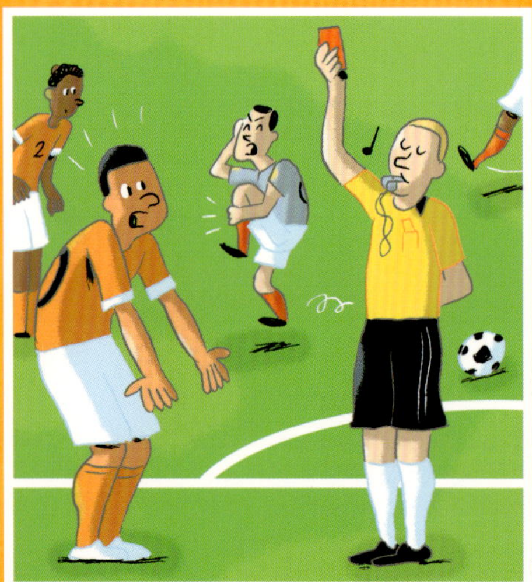

C	V	K	B	P	E	I
S	U	O	I	S	O	M
H	I	D	V	H	N	F
M	F	L	R	P	B	J
E	K	U	V	J	D	O
H	F	N	J	C	K	P
O	B	P	E	M	L	C
G	J	I	N	S	E	H
L	E	V	U	F	V	A
D	M	B	C	I	N	I
O	E	D	K	S	Y	L

Méli-mélo

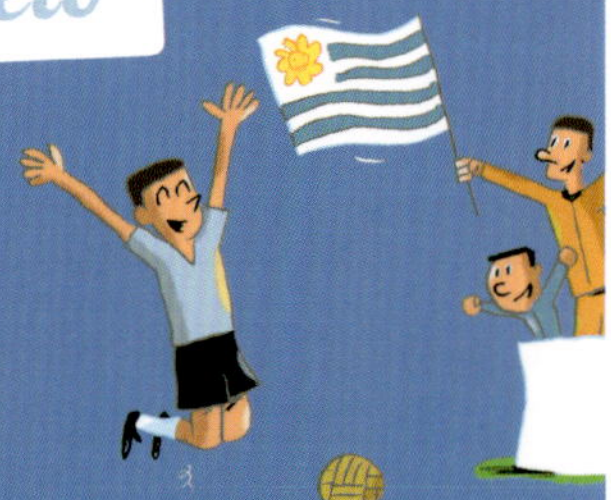

Barre les lettres que tu rencontres quatre fois ou plus et reporte dans l'ordre celles qui restent dans la grille du dessous : tu trouveras le nom du pays vainqueur de la 1re Coupe du monde de football.

Solutions p. 99

Labyrinthe

Aide ce joueur à marquer un but sans rencontrer de joueurs adverses !

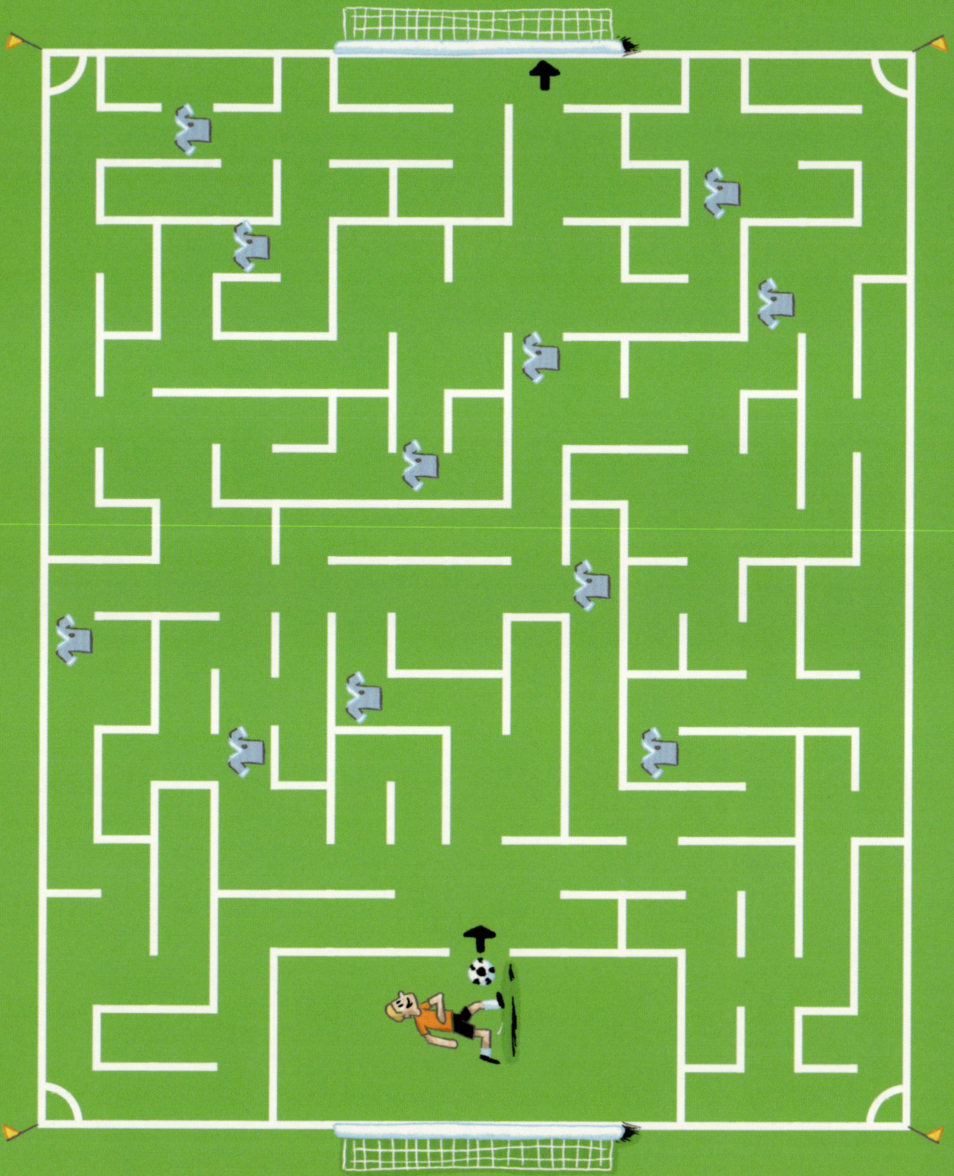

Solutions p. 100

La bonne ombre

Ce footballeur effectue une figure acrobatique que l'on appelle la « bicyclette ». À toi de retrouver la bonne silhouette !

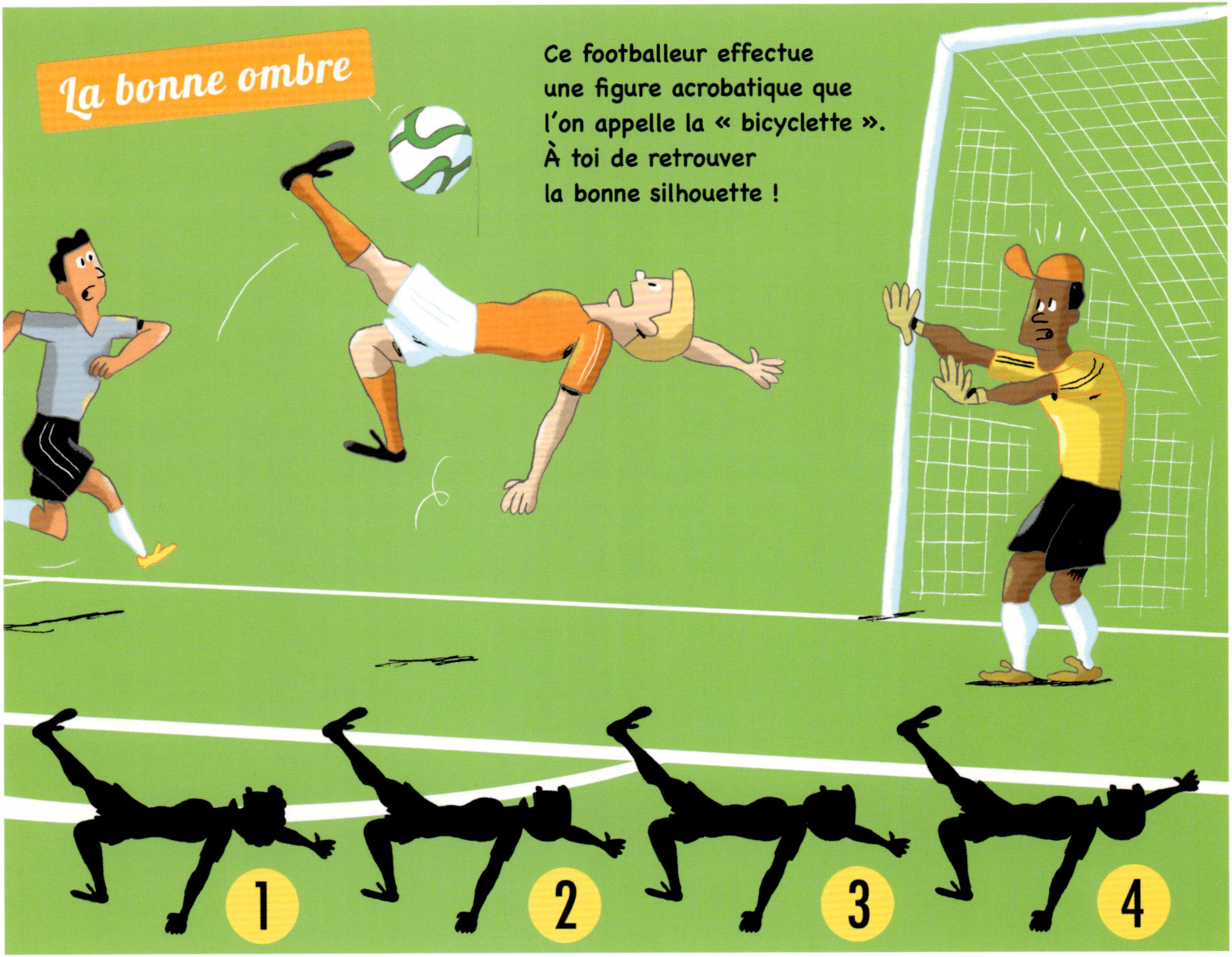

Solutions p. 100

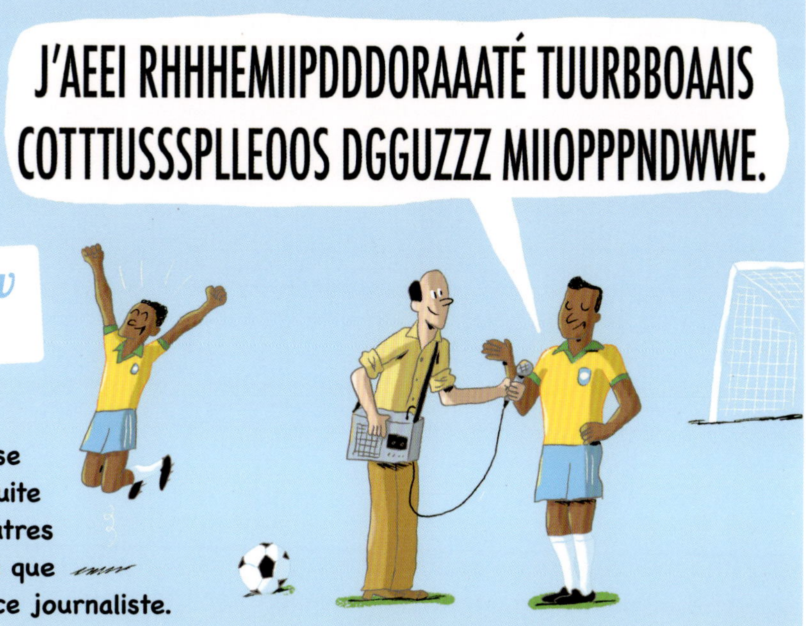

Interview mystère

Barre toutes les lettres qui se répètent à la suite les unes des autres et tu sauras ce que Pelé répond à ce journaliste.

Sur le terrain

Remplace chaque lettre par celle qui suit dans l'alphabet et tu trouveras le nom de cet endroit précis du terrain de football.

K	Z

R	T	Q	E	Z	B	D

C	D

Q	D	O	Z	Q	Z	S	H	N	M

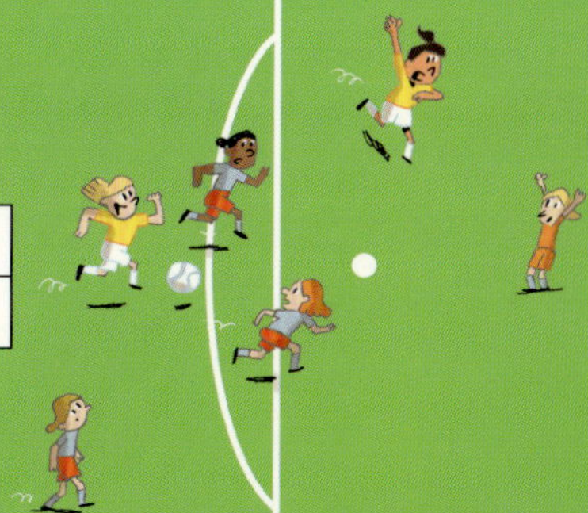

Solutions p. 100

Déroulement de la compétition

1/8e de finale

Équipe 1 / Équipe 2
SCORE SCORE

/

/

/

/

/

/

/

1/4 de finale

/

/

/

/

Qui va gagner ? Qui va être éliminé ?
Fais tes prévisions pour toutes les prochaines compétitions internationales et prédis qui sera le grand vainqueur.

1/2 finale

.... / ....

.... / ....

Finale

.... / ....

Solutions

Rébus ardu !

La Coupe du monde féminine de football (la - cou - P'œufs - DU - mon - 2 - F'haie - mi - nid - nœud - 2 - F'houx't - bol).

Cache-cache

Supporter, rouge, lacets, maillot, but, onze, short, ballon, ligne, lob, pelouse, carton, arbitre.

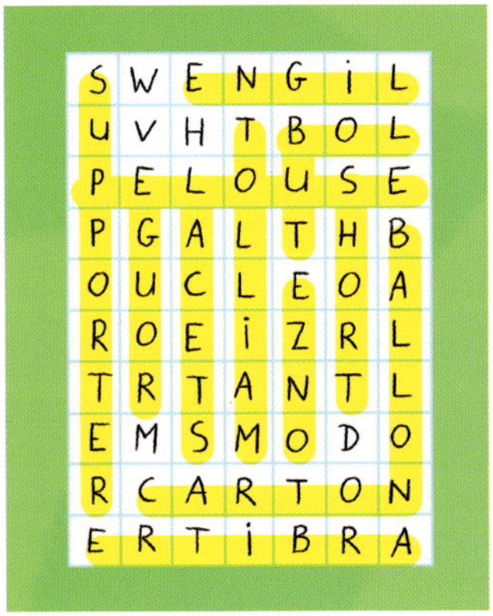

La star

Maradona.

Joli score

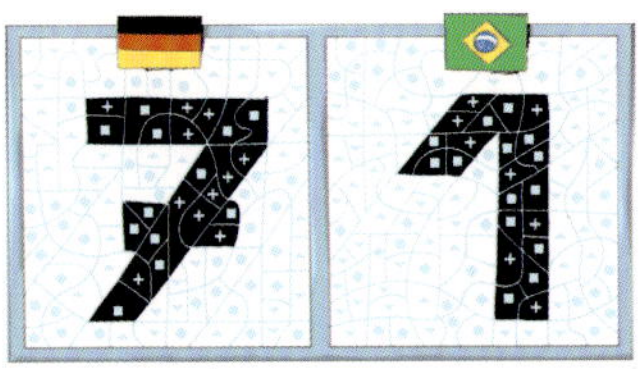

Points à relier

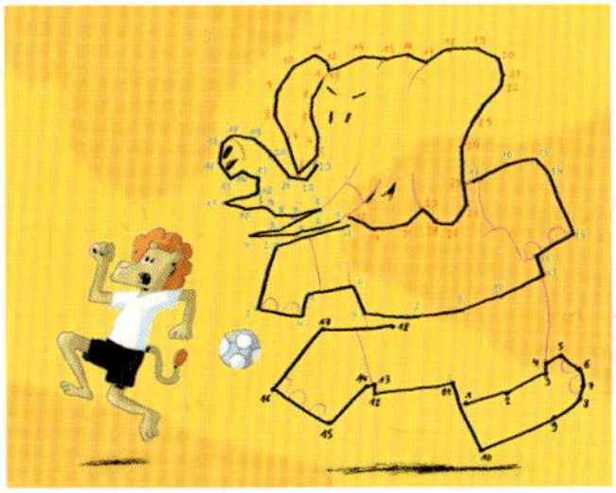

Parce que l'emblème de la Côte d'Ivoire est à ses trousses !

C'est la victoire !

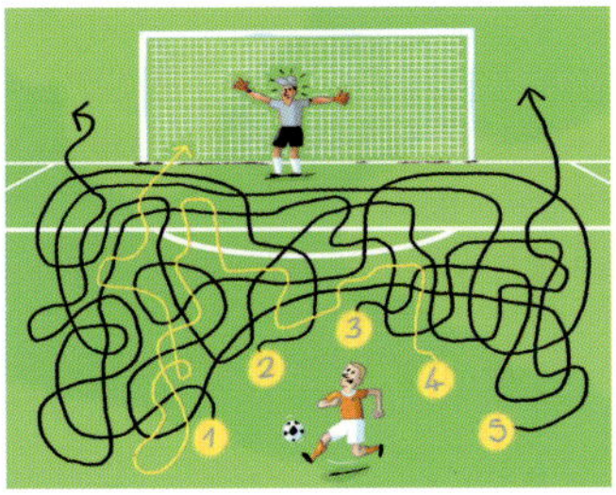

La bonne ombre

La bonne ombre est la **n° 4**.

Rébus ardu !

Je l'ai surpris en train de faire au moins trois mains monsieur l'arbitre (jeux - lait - sur - prix - an - TR'1 - 2 - F'R - eau - moins - T'roi - M'1 - mon - scie - yeux - L'art - be - tr'œufs).

Bande de footballeurs

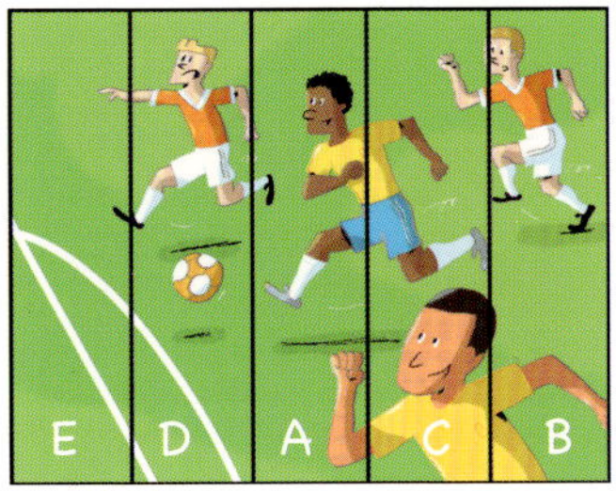

Mots fléchés

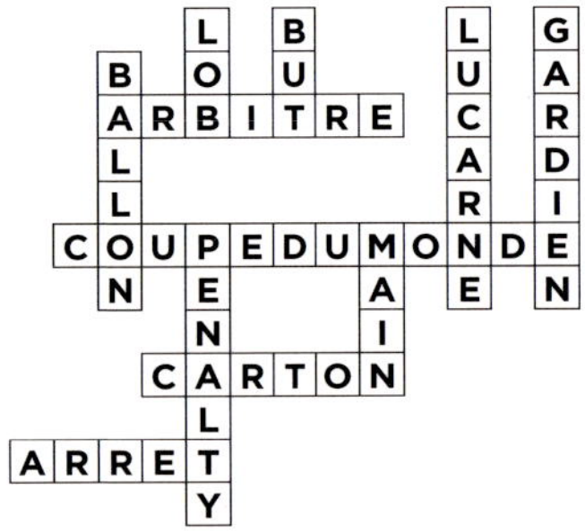

Qui est-ce ?

Le footballeur qui détient le record de buts marqués en Coupe du monde est **Miroslav Klose.**

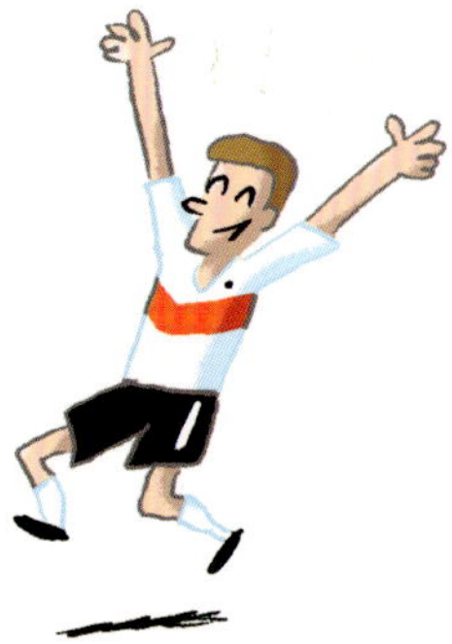

Points à relier

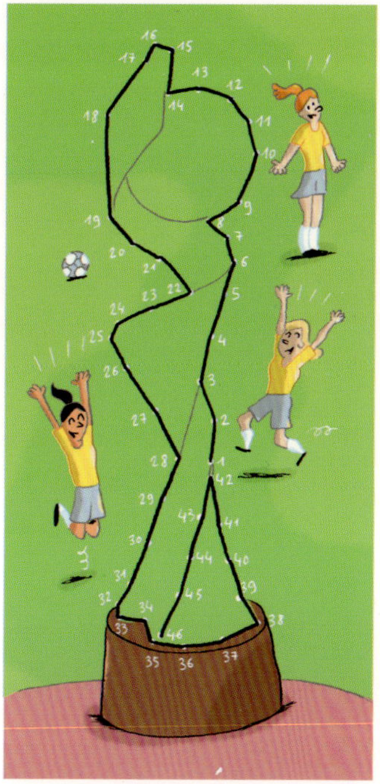

Nationalité inconnue

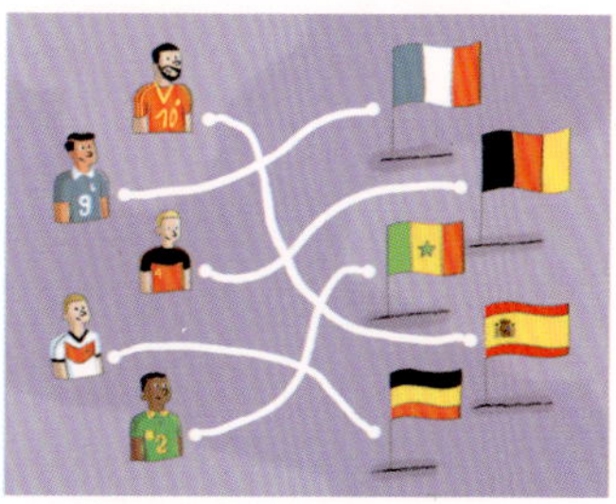

Espagne (maillot rouge),
France (maillot bleu),
Belgique (maillot rouge et noir),
Allemagne (maillot blanc
et rouge), Sénégal (maillot vert).

En double

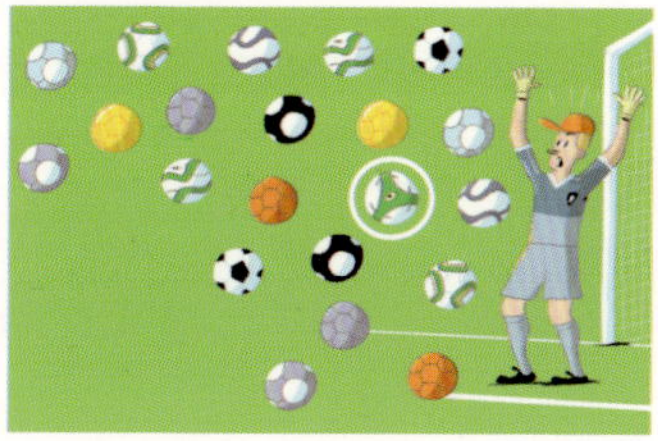

La bonne ombre

La bonne ombre est la **n° 2**.

De l'ordre !

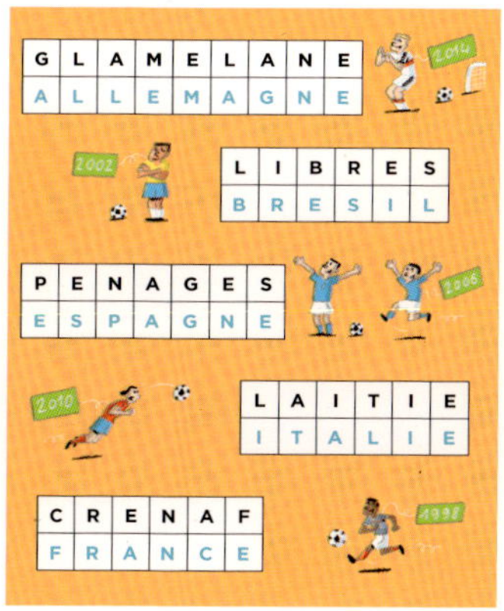

Puzzle

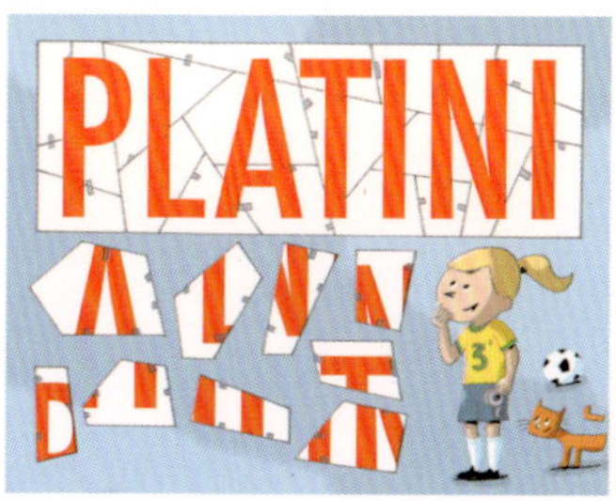

Labyrinthe

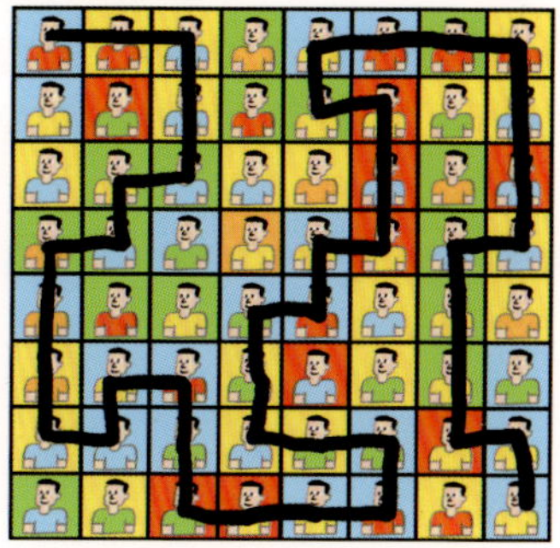

Le jeu des différences

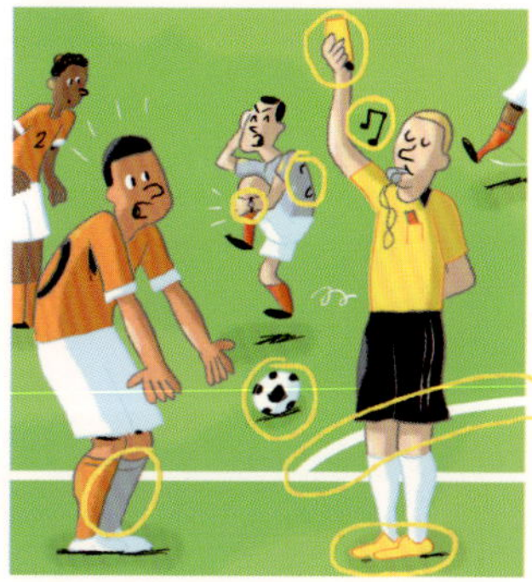

Méli-mélo

URUGUAY.

C	V	K	B	P	E	I
S	U	O	I	S	O	M
H	I	D	V	H	N	F
M	F	L	R	P	B	J
E	K	U	V	J	D	O
H	F	N	J	C	K	P
O	B	P	E	M	L	C
G	J	I	N	S	E	H
L	E	V	U	F	V	A
D	M	B	C	I	N	I
O	E	D	K	S	Y	L

Labyrinthe

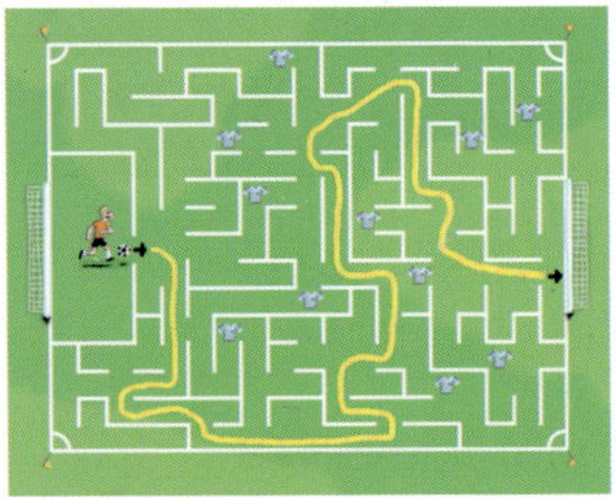

La bonne ombre

La bonne ombre est la **n° 2**.

Interview mystère

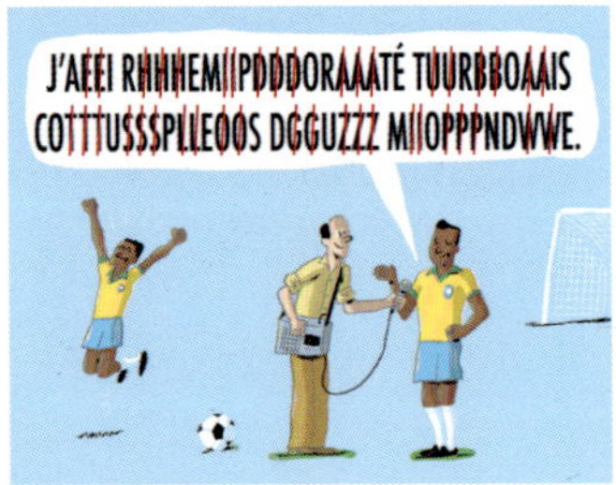

J'ai remporte trois Coupes du monde.

Sur le terrain

K	Z
L	A

R	T	Q	E	Z	B	D
S	U	R	F	A	C	E

C	D
D	E

Q	D	O	Z	Q	Z	S	H	N	M
R	E	P	A	R	A	T	I	O	N

Illustrations : Patrick Chenot, Gérald Guerlais et Fabrice Mosca.

Directrice : Sarah Koegler-Jacquet

Responsable éditoriale : Sandra Berthe

Éditrice : Nathalie Marcus, assistée de Justine Simorre

Responsable artistique : Florent Salaün ; Fanny Boiron

Fabrication : Morgane Lajeunesse

Mise en pages : Flgraf, François Lemaire et Sonia Blanchard

Suivi éditorial : Aurore Meyer

Correctrice : Agnès Scicluna

Remerciements : Myriam Blanc

Dépôt légal : avril 2019 – édition 01

ISBN : 978-2-01-705137-4

Loi n° 49-956 du 16 juillet 1949 sur les publications destinées à la jeunesse.

Imprimé en Chine par MP.
Achevé d'imprimer en avril 2019.

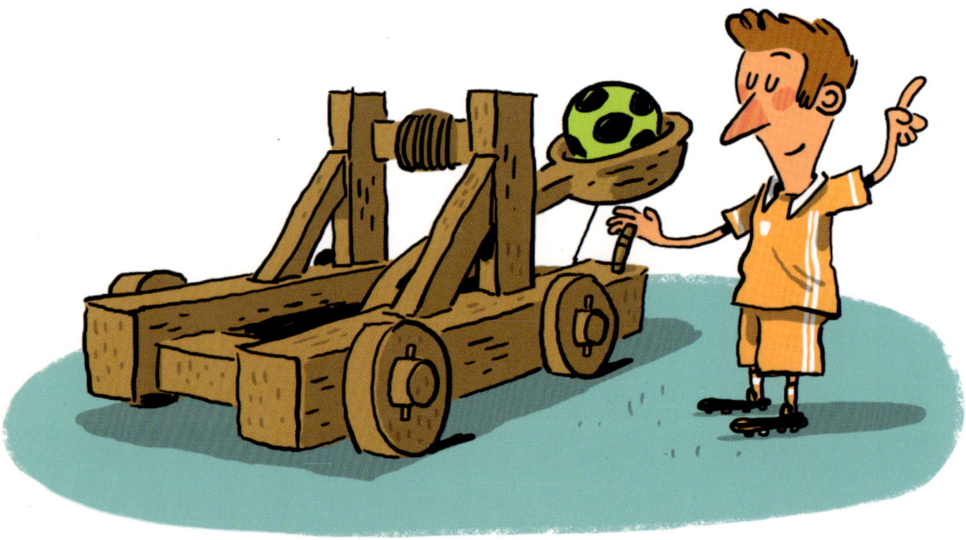